Simon Borowiak

ALK
Fast ein medizinisches Sachbuch

Für Walnuß Kersten

3 4 5   07 06

© Eichborn AG, Frankfurt am Main, Januar 2006
Umschlaggestaltung: Christine Hucke
Lektorat: Doris Engelke
Layout: Susanne Reeh
Satz: Fotosatz Reinhard Amann, Aichstetten
Druck und Bindung: Fuldaer Verlagsanstalt, Fulda

ISBN 3-8218-5644-0

Alle Rechte vorbehalten. Kein Teil des Werkes darf in irgendeiner Form (durch Fotografie, Mikrofilm oder ein anderes Verfahren) ohne schriftliche Genehmigung des Verlages reproduziert oder unter Verwendung elektronischer Systeme verarbeitet, vervielfältigt oder verbreitet werden.

Verlagsverzeichnis schickt gern:
Eichborn Verlag, Kaiserstr. 66, D-60329 Frankfurt am Main
www.eichborn.de

Inhalt

Vorwort	5
1. Der Rausch	7
2. Das Leben mit Alk	18
Wer ist Alkoholiker?	19
• *Diagnosen offiziell*	21
• *Das Boro-Schema*	25
Typische Profi-Indizien	32
• *Toleranz*	32
• *Kontrollverlust*	40
Extempore Geschichte	45
3. Es geht ein Entzug nach Nirgendwo	51
• *Das Ausnüchtern*	52
• *Der Kater*	52
• *Der Entzug*	53
• *Delir und Krampf*	57
Was tun bei Entzug?	62
• *Methode »Überbrückung«*	62
• *Methode »Nachtanken«*	65
• *Methode »Vollprofi«*	66
• *Der komplette Ausstieg*	67
Infos über körperliche und geistige Folgeschäden	68
• *Leber/Bauchspeicheldrüse/Magen/Dünndarm*	69
Einige Folgen von gestörtem Stoffwechsel und Mangelversorgung	76
• *Atemwege/Trinkerbein/Trinkerherz/Hirnzirrhose*	76

4. show me the way to the next entgiftung	81
Entgiftungs-Potpourri:	
Mitpatienten/Pflegerei/Soziales/Psychisches	86
• *Nach der Entgiftung*	*96*
• *Mein Eindruck, mein Fazit, mein Senf*	*96*
5. Feste Posten, alte Muster	**100**
Fester Posten I: Der Suchtdruck	101
Fester Posten II: Der Rückfall	107
Fester Posten III: Angehörige – Fluch oder Segen?	113
• *Die Co-Abhängigkeit*	*114*
Fester Posten IV: Die Suchtverlagerung	117
6. Was wissen wir über Sucht?	**119**
Sucht-Zutaten: Bio/Soz/Psych	122
7. Von der Abwehr zur Bereitschaft	**132**
• *Grundsatzdiskussion: Wer ist hier wirklich gaga?*	*132*
• *Die Krankheitseinsicht*	*137*
• *Das ALK-Bewußtsein*	*137*
• *Lügen, Leugnen, Abwehr*	*142*
• *Trinkmotive = Heilungsansätze*	*150*
8. Behandlungsformen	**153**
Die Therapieziele	153
• *Abstinenz: Allheilmittel oder Götze?*	*154*
• *Ausstieg mit oder ohne professionelle Hilfe?*	*155*
• *Chemie?*	*156*
• *Psychotherapie?*	*158*
9. Einige super Alki-Angebote im Überblick	**161**
10. Anhang	**169**
• *Das Jellinek-Schema*	*169*
• *Fragebogen nach Jellinek*	*171*

Vorwort

Wie sieht ein Rausch von innen aus?
Wie funktioniert eine Entgiftung?
Bin ich Alkoholiker?
Und wenn ja: Muß ich jetzt in die Gosse?
Fragen über Fragen, die in diesem Buch beantwortet werden.

Im Zuge einer Entwöhnungstherapie hörte ich fünf Monate lang Vorträge, ließ mich von Therapeuten auseinandernehmen, diskutierte mit Mitpatienten und las mich durch einige Regalbretter Alkoholismus-Literatur. Und wurde zunehmend unwillig: Die Fachbücher waren mir zu fachlich, die Bücher von Betroffenen zu betroffen und die Ratgeber von Nichtbetroffenen zu anmaßend.

Also beschloss ich anmaßend, das ultimative Alk-Buch zu schreiben:

Fachlich fundiert, aber verständlich; geschrieben von einem Betroffenen ohne Betroffenheit. Und das alles im Dienste von Aufklärung, Verständnis, Naturwissenschaft und Komik ...

Im Gegensatz zu den herkömmlichen Ratgebern bietet ALK
- harte Fakten, weich erklärt
- lustige Skizzen

sowie
- Freude am Thema
- Erfahrungen aus erster Hand.

ALK ist das Buch für alle, die schon mal einen heben. Und für alle, die schon einen zuviel gehoben haben. Und für alle, die sich mit dem Thema Alkohol beschäftigen müssen. Kurz: das Buch für Genußtrinker, Profi-Trinker, Ärzte, Therapeuten, Winzer, Angehörige, Minderjährige, Getränkelieferanten, Hirnforscher und Penner. Und damit wir uns richtig verstehen: Die Welt ist ein Jammertal, und es steht nirgendwo geschrieben, daß der Mensch den ganzen Rotz ohne kleine Hilfsmittel ertragen müsse. Ich käme auch nicht im Traum auf den Gedanken, jemandem das Recht auf Rausch abzusprechen. Sollten dergleichen Vorwürfe laut werden, weise ich sie schon jetzt zurück. Jeder Mensch sollte das verbriefte Recht auf Ekstase, Entrückung und Verzückung haben. Aber er sollte auch über die möglichen Nebenwirkungen informiert sein. Im Übrigen wünsche ich mir, daß dieses Buch der Völkerverständigung zwischen Trinkern und Nichttrinkern dienen möge.

Hamburg, den 8. 9. 05

1. Der Rausch

Von Schwips bis Tod

Doch alle Lust will Ewigkeit –,
– will tiefe, tiefe Ewigkeit
(Nietzsche)

bzw.:

Heute blau, morgen blau
und übermorgen wieder
(Volksmund)

Die medizinische Fachwelt ist sich einig: Der Rauschzustand ist ein wichtiges Standbein des Alkoholismus. Wer sich mit Alkohol beschäftigt, kommt um den Rausch nicht herum. Erst das profunde Rausch-Verständnis ermöglicht ein Verständnis der Krankheit. Im Folgenden werde ich nun also den komplexen Verlauf von einer ganz normalen Nüchternheit über den Interims-Schwips bis zum Haubitzen-Vollrausch und dem werten Ableben so plausibel beschreiben, daß sogar ein Grundschulkind folgen könnte. Dazu müssen wir zunächst wissen, wie es in uns aussieht.
Wer Bescheid weiß, kann weiterblättern. Wer mal Bescheid wusste, kann Wissen auffrischen. Wer noch nie einen Körper von innen

gesehen hat, sollte sich die elektronenmikroskopischen Skizzen einprägen und damit bei der nächsten Gelegenheit (Stammtisch/Selbsthilfegruppe/Staatsexamen) herumprahlen.

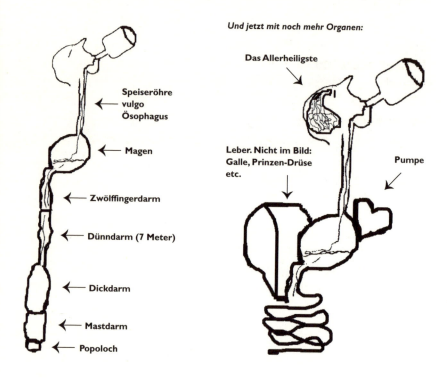

Nun gehen wir noch weiter rein; nun zum Rausch.

Den muß man sich wie eine gewaltige Keilerei unter Neurotransmittern vorstellen, quasi wie eine Art neuronale Wirtshausschlägerei.

Wir begeben uns jetzt also in's Allerheiligste, in ein durchschnittliches Hirn, in eine gutbürgerliche, nüchterne Neuro-Kneipe. Nennen wir sie »Zum Oberstübchen«. Dort herrscht geschäftiges Treiben der körpereigenen Substanzen. Aus den Zapfhähnen (Drüsen) quellen hausmacher Hormone, Opiate, Morphine, Amine und wie die Stimmungsmacher aus eigener Produktion sonst noch so heißen; hier wird unser sogenanntes »Stimmungs-Büffet« zusammengestellt. Und dieses Stimmungs-Büffet ist üppig: Da gibt es Ärger, Freude, Wut, Lust, Melancholie, Angst, Verzweiflung, Euphorie, Glück, Hochlaune, Tieftrauer, Langeweile, kurz: Kein Anlaß, zu dem nicht die entsprechende Spezerei bereitstehen würde. Die Kellner (Botenstoffe, Transmitter) eilen umher und servieren den Gästen (Rezeptoren) den Stoff (Hormone, Morphine etc.). Und wie in jeder gepflegten Kneipe werden hier auch die neuesten Nachrichten ausgetauscht; ständig tauchen Informanten auf und berichten brühwarm über alles, was sich vor der Tür gerade tut (Reize und Reizleitung). Und der Mensch lacht, weint, frohlockt oder grübelt, er fühlt sich pudelwohl oder gähnt oder hat den Blues. So weit aus dem normalen Tagebuch eines nüchternen Mitbürgers. Nun ist der Mitbürger aber unzufrieden mit dem, was das Stimmungs-Büffet heute hergibt. Es kann ja sein, daß ihm gerade zu viel Schmerz oder zu wenig Glück serviert wird, oder ihm ist einfach nur langweilig – und da denkt sich der Mensch: Jetzt etwas Alkohol wäre nicht schlecht! Dann wird es Dir anders, vulgo besser ergehen! Schmerzen werden gelindert, Glücksgefühle werden getoppt, und überhaupt könnte etwas Partylaune im Oberstübchen nicht schaden! Der Mensch greift also zum Glase und zimmert sich den Alkohol in die Blutbahn. Und da! Wenig später taucht plötzlich die lustige Rasselbande aus dem Glas im Oberstübchen auf; lauter gutgelaunte C_2H_5OH-Moleküle dringen in das – noch – geordnete Stübchen ein und sorgen dort für Schabernack. Die munteren Ethanol-Lausbuben belagern die Zapfhähne und treiben ihren Scherz mit den Gästen: Die Trauerklöße bekommen sofort Hausverbot, und während die Stimmungtöter murrend das Feld räumen, bekommen die Gäste, die gerne an den guten Sachen wie Frohsinn und Gutlaune nippen, doppelte Portionen.*

---

* Der Fachmann spricht hier von einem Ungleichgewicht beim Austausch der Nervenbotenstoffe. Gewisse Rezeptoren werden blockiert, andere überversorgt. Alkohol wirkt sozusagen als Saboteur und Beschleuniger im Hemmungs-Erregungs-Kreislauf. Durch Blockaden kommt z. B. die

1. Der Rausch

sogenannte anxiolytische Wirkung zustande, will sagen: Wir fühlen uns sauwohl, sorgenfrei und entspannt, weil erregende Substanzen nicht mehr weitergeleitet werden.

Nach wiederum anderen Erkenntnissen soll es sogar eigens für die C_2H_5OH-Hallodris vorgesehene Rezeptoren geben, so daß sie eventuell doch direkt in den Funkverkehr eingreifen, aber hierüber streiten noch die Gelehrten. Bis die Wissenschaft endgültig zu Potte gekommen ist, müssen Sie mit dem sogenannten Boro-Schema vorliebnehmen:

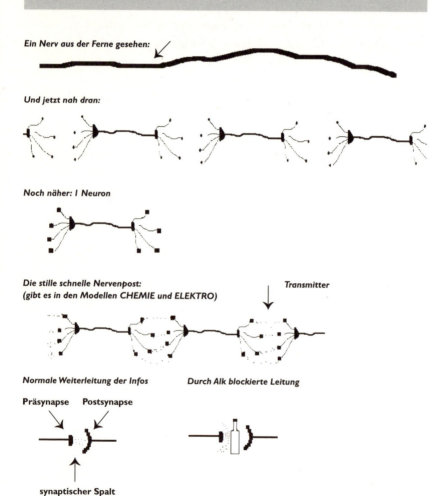

Ja, so fühlt der Mensch sich wohl, so läßt sich's leben, ist doch alles halb so wild bzw. ist das Leben nicht schön, hihi, ich will so bleiben wie ich bin auf der Reeperbahn nachts um halb eins und scheiß auf ora et labora! Hier machen wir erst mal einen Punkt und nennen den Status quo »Schwips«.

> 20 Gramm reinen Alkohol (0,2 Liter Wein oder einen halben Liter Bier) kann der Frauenkörper pro Tag wegstecken; Männer dürfen das Doppelte. Sagt jedenfalls die Weltgesundheitsorganisation. Die besagten 20 bzw. 40 Gramm täglich gelten zwar nicht gerade als gesund, aber immerhin noch als »risikoarmer Konsum«. Sprich: Der Körper fackelt nicht lange und zerlegt die giftige C_2H_5OH-Bande in ihre Einzelteile. Die Leber übernimmt dabei die Arbeit als Ausputzer und Mülltrenner. Sie zerlegt den Alkohol in Wasser und CO_2. Alles Giftige und Nutzlose wird über Niere, Lunge, Haut wieder nach draußen befördert, aus dem brauchbaren Restmüll wie all den puren und lotterleeren Kohlehydraten wird das fettige Material für einen schönen Bierbauch gewonnen. Es braucht eine Stunde, und dann ist der Körper mit 10 Gramm Alkohol (entspricht ca. 0,15 Promille) fertig. Aber inzwischen wandert der Alkohol unbehelligt ins Blut, überwindet mühelos die Blut-Hirn-Schranke und schwimmt direkt ins Hirnkastel ein!, Malefiz! Und beeinflusst so auch schon in geringen Mengen unser Stimmungs-Büffet.

Wir aber überschreiten jetzt die Grenzen des guten Schwipses und kommen zum sogenannten leichten Rausch. Der bewegt sich zwischen 0,5 und 1,0 Promille. (Alle aufgeführten Werte gelten nur für einen gesunden, erwachsenen und im Trinken nicht geschulten Otto-Normal-Organismus. Trainierte Amateure und Profis stecken selbstverständlich mehr weg als Hobby-Trinker.)

1,5 Promille = 100 Gramm Ethanol = 1 Liter Wein = 2,5 Liter Bier = 0,2 Liter Korn = 10 Stunden Abbauzeit. Schauen wir doch mal nach, was unsere Rasselbande inzwischen im Oberstübchen treibt.

Die macht sich inzwischen schon ganz schön »breit«, und nachdem sie bereits aus Jux ein paar Nervenenden eingeseift hat, pfuscht sie jetzt auch noch im Bewegungszentrum herum und gaukelt dem Trinker vor, er sei auf leichter See und habe obendrein einen Sprachfehler. Das aber ist unserem Trinker schnurz, denn zeitgleich sind auch ein paar unserer zu gut gelaunten Freunde in das Allerheiligste eingedrungen, und zwar in die große Schaltzentrale. Die müssen Sie sich etwa so vorstellen: Ein blitzsauberer Raum, in dessen Mitte der Zentralrechner steht. Bewacht wird der Zentralrechner von einem Dragoner in weißem Kittel, bei dessen Anblick man unwillkürlich ausruft: Sieh an! Wenn das nicht mein Über-Ich ist!

Ganz harmlos beginnt in der großen Schaltzentrale jetzt das, was später zur Schlägerei ausarten wird. Die Bande foppt das gestrenge Über-Ich und lenkt es von seiner Arbeit ab. Die Arbeit des weißen Dragoners ist es aber, dem Menschen Tips und moralische Anweisungen zu geben wie »Sei kritisch!« und »Das sagt man nicht zu seinem Chef!« oder »In einen Kiosk einbrechen könnte rechtliche Konsequenzen nach sich ziehen!« oder »Die ist mir so unsympathisch – ich könnte sie beleidigen!« Aber da solche Anweisungen jetzt ausbleiben – im Augenblick spielt die Bande mit dem Dragoner Cowboy und Indianer und fesselt ihn an seinen Bürostuhl –, haben wir den Salat. Der Mensch ohne Über-Ich denkt plötzlich solche Sachen wie: »Das muß dem Chef aber mal gesagt werden!« und »Einbruchdiebstahl – warum eigentlich nicht, höhö?« und »Bo, hat die Titten!«

Unsachlicher Zwischenruf
Es gibt Menschen, die ihrem sozialen Umfeld zuliebe eigentlich auf Anordnung der Weltgesundheitsorganisation ständig einen kleben haben sollten, weil sie dann erst irgendwie ein Stück weit menschlich und sozialverträglich rüberkommen; man denke da nur an den Typus Verbissen & Verbiestert sowie an karrieregeile Ärmelschoner mit narzißtischem Totalschaden, ich denke da z. B. an Alexandra ─────

Und der Mensch steht da leise schwankend wie ein Strohhälmchen und plappert in vom Alkohol gebrochenem Deutsch. Und Autofahren geht natürlich auch noch.

> Die Wissenschaft hat übrigens festgestellt, daß beim leichten Rausch biochemisch genau die gleiche Post abgeht wie beim Sich-Verlieben: Dopamin, so weit das Auge reicht. Die Symptome gleichen einander ja auch verblüffend: Euphorie, geminderte Kritikfähigkeit, alles rosarot. Und ebensowenig, wie jemand von sagen wir mal 90 Gramm Alkohol dauerhaft breit ist, ist jemand dauerhaft verliebt! Verliebtheit hat ihre natürliche Halbwertszeit, geht erst langsam zurück, dann allmählich vorüber, es folgen Kater & Depression (Ehe & Familie), und wer erneut berauscht sein will, braucht dafür die nächste Flasche (Freundin). Das mag zynisch klingen, sind aber die knallharten biologischen Fakten, Leute! Hat sich was mit »ewiger Treue«! Darauf ist die Natur nicht eingerichtet! Das ganze Leben ist nur eine Abfolge von mehr oder minder kurzen Strohfeuern! Die einzige Konstante ist und bleibt die Veränderung! Diskutieren Sie diese These mit Ihrem Partner. Falls Sie noch mit ihm reden.

Stoppen wir an dieser Stelle. Bis hierher spricht der Mediziner gerade noch von einem »leichten Rausch«. Der Mensch ist – im großen und ganzen – noch immer er selbst, allerdings in einer unzensierten Version. Bis hierher kann der Spruch »in vino veritas« gerade noch gelten. Bis hierher, aber nicht weiter. Denn jetzt verlassen wir den berauschten, aber intakten Menschen und kommen allmählich zur inneren Havarie.
Und die hat kaum noch etwas mit der akuten Realität zu tun. (Sonst würden die Geheimdienste der Welt ja auch nicht so viel Geld in die Entwicklung von »Wahrheitsdrogen« investieren, sondern den feindlichen 007 einfach mit Amselfelder abfüllen.)

1. Der Rausch

Wir haben den leichten Rausch verlassen und uns in einen schweren hochgetrunken.

Aus unserer zu Beginn doch recht sympathischen C_2H_5OH-Rasselbande ist inzwischen eine Horde von Vandalen geworden. Unsere Motorik ist aus dem Gleichgewicht, unser Über-Ich windet sich bereits gefesselt und geknebelt in seinem Bürostuhl und muß hilflos mitansehen, wie die Vandalen unsere Affekte aufheizen und anstacheln. Denn auch unsere Informanten, die uns normalerweise mit den News (Reizen) von draußen versorgen, leiden unter der Bande: Da werden vormals sachliche Infos zurückgehalten oder an die falschen Adressen geliefert, da werden sogar ganze Botschaften gefälscht und getürkt! Wie soll der Mensch da noch die Peilung behalten? Da werden aus Mücken Elefanten, aus Sympathie wird haltlose Liebe, aus Ablehnung tödlicher Haß, aus Gereiztheit Mordlust, aus Kümmernis tiefste Verzweiflung. Kurz: Aus Normal wird King-Size. Wir sind groß, stark und unverwüstlich; wir sind klein, arm und elend, wir sind Herr, wir sind Knecht, wir sind Gott, wir sind Wurst. Und dies alles auch gerne rasch und grundlos alternierend, mal so, mal so, und wo doch eh kein Schwein mehr weiß, was gut und was böse ist, wird halt schon mal aus Empörung Freude, aus Krawall Selbstmitleid oder aus Versehen Sex. Unser einstmals wohlsortiertes Stimmungs-Büffet zeigt Zeichen der Verwüstung. Von entspannter Party-Laune nichts mehr zu spüren. Der Körper arbeitet wie am Spieß, um die Randalierer unschädlich zu machen. Der Schweiß tritt uns auf die Stirn. Das ist das Wundersame an Alkohol: Er verursacht im Körper einen Mega-Stress, den er gleichzeitig niederknüppelt! Adrenalin schießt. Die Leber ächzt, die Nieren hauen alles raus, was sie an Flüssigkeit kriegen können. Das Über-Ich murmelt: »Aufhören!« Aber da haben ihm die Randalierer auch schon final einen verplättet. Jetzt haben die Wilden völlig freie Bahn. Sie sind am Ruder und sie sind auf Zerstörungskurs. Sie knöpfen sich den Zentralrechner vor, reißen Kabel raus (Kurzschlüsse) und löschen Dateien (Filmriß). Alles, was früher mal im Dienste von Logik und Vernunft auf den Beinen war, liegt gefesselt und geknebelt in dem Tohuwabohu von durchgedrehten Nervenenden und umherirrenden Botenstoffen, die nicht mehr wissen, wo vorne und hinten ist. Der Körper weiß auch nicht mehr, auf wen er jetzt noch hören soll; er kann nicht mehr geradeaus sehen, nicht mehr geradeaus gehen, verliert die Orientierung; die vormals wie am Schnürchen laufende Koordination zwischen den Körperteilen ist der Anarchie der Zerstörertruppe gewichen, die wie ein Rollkommando durch die Schaltkreise zieht. Und tote Hirnzellen pflastern ihren Weg.

Stop. In Körper und Geist sieht es jetzt schon aus wie bei Hurrikans unterm Sofa, aber es geht noch eine Windstärke heftiger. Beim Vollrausch herrscht nur noch Mord und Totschlag. Der Zentralrechner glüht und dampft, dann gehen im Oberstübchen die Lichter aus. Der Körper arbeitet auf Notstrom. Und weil da oben bereits alles verwüstet, lahmgelegt oder zu Brei geschlagen ist, dringt die Meute jetzt in andere Bereiche des Hirns vor, in die tieferen und dunkleren Regionen, wo alles gesammelt wird, was bisher noch nicht vom Zentralrechner sortiert werden konnte. In diesem Archiv wütet die Meute und spielt mit allem, was sie findet: Informationsfetzen, Erinnerungsfetzen, Gefühlsfetzen. Eine Flut von Affektfetzen, die (für den Nüchternen) keinen Sinn ergeben – das sind die einzigen Informationen, die noch nach außen dringen. Im flackernden Licht des Notstromaggregats regnet es Fragmente von ehemaligen Gedanken, Splitter von ehemaligem Sinn, unverdaute Brocken von Wahrnehmung, und die Auflösung der werten Persönlichkeit ist vollbracht. Das Licht flackert noch ein mal auf, dann schaltet auch der Notstrom ab und der Körper ist auf Standby. Der Fachmann nennt diesen Zustand auch gerne »Koma«.

Jetzt käme eigentlich das »Magen-Auspumpen« bzw. »Rausch-Ausschlafen« an die Reihe. Die Leber – eines der wenigen noch wachen Organe – würde heroisch weiterschuften, ununterbrochen C_2H_5OH zerlegen, allmählich würden sich die niedergeschlagenen

1. Der Rausch

und zu Boden gegangenen Substanzen wieder aufrappeln und ganz, ganz langsam mit den Räumarbeiten beginnen. Doch zum Ausnüchtern kommen wir später; schließlich hatte ich Ihnen in der Inhaltsangabe auch eine Beschreibung des Ablebens versprochen. Voilà!

Der Mensch kann sich nicht nur die Hucke zusaufen, er kann sich auch den ultimativen Schlummertrunk verabreichen. Das muß recht zügig vonstatten gehen, denn es gilt, einige der aufgezeigten Stationen zu überspringen. Es muß ein Sturztrunk her, damit wir während unserer Überdosierung nicht einnicken; es muß im Voraus, also bereits vor dem drohenden Stand-by, genug geladen werden. Genug, um das gesamte System zum Absturz zu bringen. Dafür muß man Weg und Zeit des Alkohols vom Flaschenhals zum Oberstübchen berechnen. 80% des Alkohols gelangen erst über den Dünndarm ins Blut. Das ist natürlich ein Umweg. Der Mediziner rechnet, daß ca. 50% des Alkohols eine Viertelstunde nach Aufnahme im Blut landen, nach 30 Minuten sind 75% dort angekommen, und nach 60 bis 90 Minuten ist der gesamte Alkoholkonsum ins Blut übergegangen. Laut statistischem Umweltamt muß man sich für das finale Finale 5 Gramm Alkohol pro 1 Kilogramm Körpergewicht auf einen Happs reinzwingen. Die Killer schießen dann im Hauruck-Verfahren von Etappe zu Etappe und bolzen sich schließlich mit geballter Gewalt in unser ältestes Zentrum vor, das zäheste und sturmerprobteste Büro unseres Körpers (Hirnstamm), von dem aus die Basics gesteuert werden, z. B. Atmung, Kreislauf, Verdauung. Ab ca. 5 Promille ist auch in diesem Büro Schicht und der Letzte macht das Licht aus. Üblicherweise stirbt man an Atemlähmung. Es sei denn, es ereilt einen schon vorher die »Aspiration von Erbrochenem«. Im Volksmund: »Ersticken an der eigenen Kotze«.

Denksport

Wenn ein Mensch sich etwa 1 Kilo Alkohol in den Organismus gepumpt hat und stirbt – dann ist doch auch seine Leber tot. Klaro ist die tot. Was passiert jetzt aber mit dem vielen Alkohol im Körper? Wer baut ihn jetzt ab? Verdunsten kann er wohl nicht, weil er ja im System innen drin ist und der Mensch keine wirklich luftdurchlässigen Stellen hat! Also: Bleibt der ganze Stoff drin? Und wenn ja: Wird der Körper dann konserviert? Etwa so wie eine verdammte Erdbeere im Rumtopf?
Diskutieren Sie diese Frage mit Ihrem Partner!
Wenn er noch lebt.

Aber genug von Freund Hein, kommen wir nun zu einer wirklich schlimmen Angelegenheit.

2. Das Leben mit Alk

Jetzt kennen wir den Menschen in jedem Aggregatzustand: angetrunken, betrunken und ertrunken. Bis auf den letzten Zustand begegnen wir allen Schattierungen von Schwips bis Rausch fast täglich und überall: In Büros wird angestoßen, in Fußgängerzonen an Feinkost-Stehtischen lungern nippende Menschen, auf Feiern aller Art wird eingeschenkt, und jedes Wochenende übergeben sich Milliarden Menschen in Blumentröge und Rabatten und verlieren Führerschein oder Gesicht. Es wird also Zeit, mit der Gretchenfrage ins Haus zu fallen: Wer ist – gar kein/ansatzweise/noch nicht/bereits reinrassiger – Alkoholiker? Und: Wie bezeichnet man ihn politisch korrekt? Aber vor das Urteil hat der Bundesgerichtshof die Beweisaufnahme gesetzt und der Mediziner die Anamnese. Deshalb werden wir jetzt erst mal gemeinsam den offiziellen Begriffskatalog durcharbeiten. Ab jetzt wird es kniffelig. Das Kniffelige sind die Kategorien, die *so* kategorisch nun auch nicht genommen werden können, weil ihre Grenzen nach oben und nach unten verschwimmen und zum Teil untereinander auch ein reger Austausch von Symptomen stattfindet.

So sind z. B. Mengenangaben zur Feststellung einer Abhängigkeit nicht unbedingt erheblich; es gibt Menschen, die sich in kleinen Schlucken durch den Tag trinken, nie einen Vollrausch hatten, nie auffällig wurden und trotzdem bis zur Halskrause in der Sucht-Bredouille stecken (man nennt sie Spiegeltrinker, weil sie dauerhaft ihren Alkohol-Spiegel auf Höhe halten). Dann wieder kann einer jahrzehntelang jeden Abend 50 Gramm zu sich nehmen, ohne alkoholkrank zu sein (Gewohnheitstrinker).

Natürlich soll es auch Menschen geben, die ihren Konsum phasenweise hochgepeitscht haben und sich später (z. B. nach Überwindung einer Krise) wieder in die Reihe der Normaltrinkenden einreihten (Problemtrinker). Und last but not least finden sich ja immer wieder Leute, die einen Onkel/Opa hatten, der sich angeblich »jeden Tag 1 Stange Rothändle und 6 Liter Jägermeister in die Rüstung gepfiffen« hat und damit »90« geworden ist (Legenden-Trinker). Dann wieder gibt es Werktätige, die an jedem freien Tage einige Alkoholiker-Kriterien erfüllen. Nebenbei wollen noch solche Fragen beantwortet werden wie: »Was ist Sucht?«, »Warum mag der Mensch Drogen?« und natürlich: »Welcher Säufertyp bin ich?« Und dann will ja auch noch der ganze psychologisch-psychiatrische Verhau von wegen Suchtstruktur, Kindheit, Komorbidität etc. berücksichtigt werden! Und der genetische Bimbam erst!

> Beim Alkoholismus gibt es einige Gesetzmäßigkeiten; diese aber sind von Trinker zu Trinker verschieden.

Wie gesagt: kniffelig. Aber wer alles über Alk wissen will, muss da durch! Und vielleicht können auch Sie nach der Lektüre endlich Ihre Frage beantworten: »Bin ich schon abhängig, oder sehe ich bloß so aus?«
Schlagen wir uns also mutig Schritt für Schritt durch den diagnostischen Breitband-Dschungel. Und: Ich habe Ihnen nie einen Rosengarten versprochen!

Wer ist Alkoholiker?

Alkoholiker ist, wer den ganzen Tag schlecht frisiert auf einer Parkbank liegt, ins Gebüsch pinkelt und grundsätzlich stinkt wie ein alter Turnbeutel.

DAS hätten sie gerne, unsere sauberen süchtigen Freunde aus dem gutbürgerlichen Milieu! Frei nach Sartre: Die Alkoholiker, das sind immer die anderen! Ha! Und daheim hocken sie jeden Abend in ihren renovierten Altbauwohnungen vor den hohen Bücherregalen im orthopädischen Ohrensessel und brennen sich einen, als gäb's kein morgen! Während die HB-Filterzigarette nicht mehr ausgeht! Diese situierten Penner! Ich habe mal auf der Geschlossenen eine adrett zurechtgezimmerte Hausfrau kennengelernt, die unter Angst und Realitätsverlust litt. Sie hatte sich jahrelang bis unter die Haarspitzen mit Piccolo und Valium zugeknattert. Und ihrem Besuch jaulte sie unter Tränen vor, daß auf der Station sogar Drogenabhängige wären!

Ich hätte ihr am liebsten auf die silbernen Schühchen gespuckt, wenn ich nicht gerade mit meinem eigenen Entzug beschäftigt gewesen wäre. Kerlenaa! Leute gibt's! Aber das Klischee des Alkoholikers als obdachloser Penner zieht sich durch alle Schichten. Damit sind nämlich alle fein raus, die sich regelmäßig die Kante geben, denn – Alkoholiker ist ja nur, wer mit 30-Tage-Bart auf dem Bahnhofsvorplatz bettelt und auf der Parkbank schläft. Und in seinem Turnbeutel weiße Mäuse hält.

Ca. 40,8 Mio. Bundesbürger über 18 pflegen einen »risikoarmen Konsum«. Ein »riskanter Konsum« liegt bei 4,8 Mio. Bundesbürgern vor, 2,7 Mio betreiben einen »gefährlichen Konsum« und

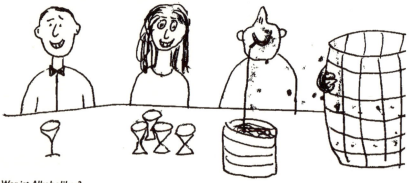

Wer ist Alkoholiker?

1,7 Mio. gelten als alkoholkrank. (Andere Quellen sprechen von 2,5 Mio. Kranker.) Macht wohlwollend gerundete 10 Millionen, die ernsthaft in Sachen Alkohol unterwegs sind. Das wären eine Menge Parkbänke. Und die Angehörigen wie Ehepartner, Kinder etc. sind noch nicht mal mitgezählt.

Alle diese Angaben gibt die Hauptstelle für Suchtfragen mit der Einschränkung heraus, daß es sich letztlich nur um niedrige Schätzwerte handeln kann, da »ein hoher Alkoholkonsum nicht immer korrekt angegeben werden dürfte ... Hinzu kommt, daß gerade besonders stark Konsumierende nur eingeschränkt erreichbar sein dürften.« Mit anderen Worten: Vieltrinker schummeln ihre real existierende Schlagzahl bei Umfragen gerne runter, und der Großteil der Hochkonsumenten sagt gar nicht erst aus, weil er gerade im Koma liegt.

Diagnosen offiziell

Einigen wir uns für heute auf 10 Mio. mit ständigem Alkoholkontakt.

Da die Parkbank alleine also offenbar kein eindeutiges Indiz für Alkoholismus ist, gibt es andere Kriterien, und einige der offiziell benutzten Krankheits-Kataloge sollten Sie kennen.

Beginnen wir – damit wir's schneller hinter uns haben – mit dem Oldie, Evergreen und Peinsack **Jellinek**. Der amerikanische Forscher Elvin Morton Jellinek und seine 50 Jahre alte Typologie ist für jeden aus der suchtverarbeitenden Industrie ein Begriff. Den Jellinek kennt jeder. Selbst dem versoffensten Hund, der sich nicht mehr an die Namen seiner unehelichen Kinder erinnern kann, wird bei »Jellinek« ein wissender Glanz in die glasigen Augen treten. Und so sieht **Jellinek** die Trinker-Welt:

Alpha-Trinker = nur psychisch abhängig (trinkt bei Konflikten/ Problemtrinker/Erleichterungstrinker)

Beta-Trinker = hoher Konsum ohne psychische und physische Abhängigkeit, aber bereits mit körperlichen Schäden im Gepäck, z. B. Fettleber, Gastritis (Gelegenheitstrinker/Gewohnheitstrinker)

Gamma-Trinker = mehr physisch als psychisch abhängig, säuft progredient (vulgo: sich steigernd) und schließlich wie ein Fass ohne Boden. Kann noch immer Abstinenzphasen einlegen, ist aber mit allem ausgerüstet, was körperliche Abhängigkeit ausmacht: hohe Toleranz, Kontrollverlust. Stoppt erst, wenn nix mehr reingeht. Nach Jellinek der Prototyp des echten, puren »süchtigen Trinkers«.

Delta-Trinker = Säuft dauerhaft, ist abstinenz-unfähig, kann aber noch die Mengenzufuhr kontrollieren. D. h.: Er hält beständig seinen individuellen Alkohol-Spiegel im Blut, ohne dabei Ausfallerscheinungen zu zeigen. Der Volksmund nennt das: »steht unter Dauerstrom«. (Spiegeltrinker)

Epsilon-Trinker = säuft periodisch exzessiv. Lebt monatelang abstinent, haut sich dann aber in regelmäßigen Abständen mit einer quasi suizidalen Entschlossenheit die Kutte zu. Ist eher psychisch als physisch abhängig. (Quartalssäufer, meine Wenigkeit)

Ich persönlich mag Jellinek nicht. Er nervt mich. Während meines ersten Besuches bei einer Suchtberaterin wurde mir der Jellinek vorgelegt und die obligatorische Frage gestellt: »Wo würden Sie sich einordnen?« Meine Antwort lautete: »Ja, nirgends! Bzw. überall ein bißchen! Diese Unschärfe! Z. B. der Quartalssäufer (meine Wenigkeit): Nach Jellinek bin ich Epsilon-Trinker. Episodischer Trinker. Okay. Aber ich bin auch Problemtrinker. Und manchmal süchtiger Trinker. Und bisweilen auch Gelegenheitstrinker ohne Kontrollverlust und/oder Entzugserscheinungen. Ja, was denn nun, Herr Jellinek? Alpha, beta, pi mal Daumen? Bin ich überhaupt Alkoholiker? Oder nicht vielleicht doch eher Mißbraucher bzw. schädlich Gebraucher?«

Diese differenzierten Überlegungen kamen nicht gut an. Die Suchtberaterin verzog wissend das Beamtengesicht und bescheinigte mir kurz und bündig »mangelnde Krankheitseinsicht«. Ich hätte ihr gerne auf die silbernen Schühchen gekotzt, aber ich war ja nicht auf Entzug. Sie sollten aber unbedingt wissen, worum es sich bei Jellinek handelt, denn landauf, landab wird noch immer mit seinem fünfzig Jahre alten groben Hobel laboriert, jede Suchtberatung verschleudert ihn stapelweise unter die Kundschaft. Sollte man Sie also eines schlimmen Tages dazu zwingen, sich in den Jellinek einzupassen, dann kontern Sie bitte mit dem Wissenschaftlichen Kuratorium der deutschen Hauptstelle für Suchtfragen, wonach Jellineks Typologie »zumindest in der Wissenschaft nicht mehr verwendet wird«. Und was dem Wissenschaftler recht ist, sollte dem Schluckspecht billig sein! Das ist bei den schlichteren Suchtberatern, Sozialarbeitern und Gesundheitsämtlern nur noch nicht angekommen. Aber diese Spezies knöpfen wir uns später noch gesondert vor.

Jellinek ... (über den übrigens lustige Gerüchte kursieren, was seinen Doktortitel angeht: Manche sagen, er sei ordentlicher Doktor gewesen, andere sprechen von einer reinen Ehrendoktorwürde, und ganz böse Zungen behaupten, er habe ihn im Lotto gewonnen, aber das tut hier ja nix zur Sache. Der Mann war ein Pionier. Und soll 14 Sprachen gesprochen haben.) ... Jellinek war natürlich nicht der einzige mit einer Trinker-Typologie. Neueren Datums gibt es z. B. noch einen **Cloninger** und einen **Babor**. Beide haben sich für eine Einteilung der Trinker in zwei Typen entschieden. Hier das Zwei-Typen-Modell der beiden in einer groben Zusammenfassung:

Typ A ist der Trinker mit einer guten therapeutischen Prognose: Er kommt aus einem relativ intakten Umfeld, startet seine Karriere spät (mit 25, 30 Jahren), und seine Sauferei nimmt einen milden Verlauf bei relativ wenig Flurschaden in Sachen Gesundheit und sozialem Umfeld.

Typ B dagegen startet früh durch, schwerer Verlauf, hat eine schlechte Prognose und auch sonst die Arschkarte gezogen. Ist laut Cloninger genetisch vorbelastet und männlich.

Ich persönlich ziehe die diagnostische Trinker-Einteilung der ICD-10 (Internationale Krankheits-Kategorien) der Weltgesundheitsorganisation WHO oder der DSM IV der Amerikanischen Psychiatrischen Association APA vor. Deren Leitfäden habe ich der Klarheit halber ein wenig miteinander verknüpft:

Als **riskanter Konsum** gelten mehr als 20 Gramm reinen Alkohols pro Tag bei Frauen und mehr als 40 Gramm pro Tag bei Männern. (Zur Erinnerung: 20 Gramm = 0,5 Bier, 0,2 Wein)

Als **gefährlicher Konsum/Alkoholmißbrauch** gilt das gewohnheitsmäßige Trinken um der Wirkung willen (Erleichterung und Co.), das körperliche und/oder seelische Schäden zur Folge hat (Ängste, Depressionen, Impotenz, Schlafstörungen etc.) Auch soziale Probleme werden in Kauf genommen. Dennoch gilt der Mißbraucher noch nicht als abhängig.
(Körperliche Konsumgrenzwerte Männer: zwischen 1,5 und 3 Liter Bier am Tag, bzw. von 0,6 – 1,2 Liter Wein. Frauen: zwischen einem Viertele Wein und 0,8 Litern Wein. Oder ab dem 4. Likörchen, meine Damen!)

Eine **Alkoholabhängigkeit als psychiatrische Erkrankung** liegt vor bei
- einem oft starken, gelegentlich übermächtigen Wunsch, Alkohol zu konsumieren (Suchtdruck, auch »Craving« genannt)
- einer Vernachlässigung von allem, was nichts mit der Flasche zu tun hat, wie Familie, Freunde, Job, Gesundheit, Aussehen, Ansehen, Überweisung der Miete (Parkbank!!)
- Dosissteigerung (wegen der Toleranzentwicklung)
- Kontrollverlust
- Entzugserscheinungen bei Absetzen des Stoffs

> Als Kontrollverlust bezeichnet der Fachmann *nicht* den Zustand, da Sie unter Alkoholeinfluß Ihren Chef anpöbeln, gegen eine Ampel donnern oder Ihren Nachbarn vergewaltigen. Kontrollverlust bedeutet, daß Sie ein für sich vorab geplantes Trinksystem nicht einhalten können. Der Fachmann nennt dies: Nicht mehr über Trinkbeginn, Trinkmenge, Trinkende entscheiden zu können. Also den Verlust der Kontrolle über den KONSUM. Z. B. nehmen Sie sich fest vor, *nur* am Samstag abend zu trinken. Statt dessen haben Sie bereits am Freitag einen kleben. Und so weiter: Aus dem Feierabend-Trunk wird ein Nachmittags-Aperitif, aus dem Nachmittags-Aperitif wird ein Morgen-Piccolo – das ist ein Kontrollverlust über den Stundenplan. Andere Trinker verlieren die Kontrolle über die geplante Menge: Eigentlich will man in seiner Kneipe nur ein Viertele Liebfrauenmilch zu sich nehmen und ruft plötzlich: »Scheiß druff! Bringese mir 'n Fäßschä!« Oder Sie verlieren die Kontrolle über alles: »Bringese mir alle Stund' 'n Fäßschä!«

Soweit einige offizielle Kategorien.
Nun ein alternatives Schema.

Das Boro-Schema

Es ist unkompliziert und leuchtet sogar mir ein. Ich habe hierfür schamlos einige Versatzstücke aus den offiziellen Suchtkatalogen geklaut, aber dennoch handelt es sich nicht um »alten Wein in neuen Schläuchen« (Regieanweisung: Joviales Lachen), denn ich habe a) meine eigenen Feldstudien aus Entgiftung, Therapie und Selbsthilfe eingebracht, und b) gehe ich wesentlich kulanter mit dem Begriff »Abhängigkeit« um. Kulanter im Sinne des Körpers. Also rigider im Sinne des Schluckspechts. Außerdem habe ich ein nagelneues Kriterium erfunden, von dem ich hoffe, daß es als »das Kalender-Kriterium« Eingang in die offizielle Trinkerfachliteratur findet ...

1. **Die Hobby-Trinker.** Trinken risikoarme Mengen in risikoarmen Abständen. Machen sich so gut wie nie Gedanken über Alkohol. Trinken ist eine Ausnahme (»Zur Feier des Tages«). Abstinenz hingegen ist so normal, daß der Hobby-Trinker nicht auf die Idee käme, seine alkoholfreien Zeiten im Kalender zu markieren.
2. **Die Amateure.** Stehen bereits in einem gewissen Trink-Training, trinken also regelmäßig und/oder bereits mehr als nur zur Feier des Tages. Abstinenz ist möglich, wird jedoch als Einschränkung/Diät/Zwangspause wahrgenommen. Der Kauf eines Trink-Kalenders würde sich bereits amortisieren, da regelmäßige Trink-Einträge vorhanden. Körperliche oder seelische Trinkschäden halten sich in Grenzen und werden in Eigenregie auskuriert.
3. **Profis.** Haben kaum noch oder nur unter Kraftaufwand Entscheidungsgewalt über Trinkmenge und/oderTrinkzeiten. Profis sind körperlich chronifiziert; der Körper hat Alkohol als dazugehörigen Bestandteil in seine Abläufe integriert. Das heißt: Die einen müssen ihren Spiegel halten, weil sie sonst in den Entzug rauschen. Bei den anderen schaltet der Körper auf Sauf-Automatik, sobald Alkohol zugeführt wird. Die Beziehung Körper-Seele-Alkohol führt ein Eigenleben bzw. ein unabhängiges Abhängigkeitsleben. Der Kalender platzt vor Markierungen aus allen Nähten. Alkoholfreie Zeiten sind zäh erkämpfte Zeiten. Viele Profis können durchaus im Alltag »Normalität« vorgaukeln. Sie versuchen, ihr »öffentliches« Leben heimlich um ihren Dauerdurst herum zu drapieren. Wenn nötig mit der Brechstange. Schutz durch Co-Abhängige und Schauspielerei nonstop sind an der Tagesordnung. Profis hocken dabei aber hinter ihrer Kulisse (tagsüber in Konferenzen oder am Fließband oder Geschichte und Deutsch vor der 7c) bereits auf der Parkbank.
4. **Voll-Profis.** Pfeifen auf Kulissen, weil die ihnen eh niemand mehr abnimmt. Haben sich Körper & Seele in Grund und Boden gesoffen, leben alternierend zwischen Kiosk und Entgiftung und können »Kalender« nicht mehr buchstabieren. Das normale Leben ist blau, abstinente Phasen finden nur noch

unter Aufsicht von Pflegepersonal statt. Oder das Pflegepersonal ist fester Bestandteil des normalen Lebens geworden. (Heim, Betreutes Wohnen)
5. **Ehrenamtliche.** Abstinent lebende Profis. Haben die Gosse vor Augen und den Kalender im Blick. Können meist auf den Tag genau sagen, wann sie das letzte Glas bzw. Fässchen zu sich genommen haben.

BORO en détail

Beginnend mit dem **Hobby-Trinker**. Der trinkt, weil Wein/Bier und Co. ihm schmecken. Er gebraucht Alkohol als Genußmittel, daher auch das Gelaber vom GUTEN TROPFEN. Der Hobby-Trinker gehört zu jener – mir völlig unverständlichen – Spezies, die anderthalb Stunden lang vor einem Glas Wein sitzt oder im Hochsommer genußvoll ein (in Worten: ein) »Bierchen zischt«. Er genießt den Geschmack und die leichte Anflutungsphase im Oberstübchen, aber sobald ihm die Wirkung der Droge unangenehm auffällt und über das Anfluten hinausgeht, bricht er die Alkoholzufuhr ab und geht zu spritfreien Getränken über. Ausnahmsweise hat der Hobby-Trinker auch mal einen kleben, aber eben nur ausnahmsweise. Hobby-Trinker sind weder psychisch noch physisch abhängig.
Jedenfalls nicht von Alkohol.

Manch Hobby-Trinker findet solch einen Gefallen an der leichten Dünung im Hirn, daß er sie nicht nur dann haben möchte, wenn zufälligerweise Silvester ist oder der Chef 50 wird, sondern auch mal anlaßfrei und wenn es *ihm* passt. Wenn *er* Durst bekommt und das Gefühl hat, daß die Uhr jetzt zwei Wein geschlagen hat. Oder drei. Anflutung – nicht nur zur Weihnachtszeit. Und vielleicht darf's auch ein bisschen mehr als Anflutung sein.
Damit ebnet sich der Hobby-Trinker den Weg in die Amateur-Liga.

Der **Amateur** hält sich an die landesübliche Trink-Etikette. Er trinkt meistens innerhalb der gesellschaftlich geregelten *Konsumzeiten*, also zu Zeiten, in denen Trinken gesellschaftlich nicht dumm auffällt.

Daß der Amateur diese Zeiten einhalten kann, spricht für seine Un-Abhängigkeit, vulgo seinen gesunden Umgang mit dem Stoff. Man darf (in Deutschland) am Abend, nach Einbruch der Dämmerung, nach der Arbeit. Man darf grundsätzlich nicht frühmorgens oder vormittagstags; mittags darf man eventuell, aber nur zum Essen und in Begleitung eines anderen trinkenden Erwachsenen. Danach darf man erst wieder am Abend, nach getaner Arbeit und Einbruch der Dämmerung. Auch wieder in Begleitung anderer trinkender Erwachsener.

Sodann hält er sich auch an gesellschaftlich geregelte *Konsumorte*. Man darf in einer Kneipe und auf Feiern. Auf öffentlichen Plätzen darf nur getrunken werden, wenn die anderen Bürger auch trinken (Volks- und Straßenfest). Auf der Parkbank darf man nicht, aber im Straßencafé gegenüber schon. Überhaupt darf man immer dort, wo mehrere des Alkoholismus absolut Unverdächtige mittrinken. Und/oder ein feierlicher Anlaß vorhanden ist. Egal, an welch hahnebüchenen Haaren der Anlaß auch herbeigezogen sei.

Überhaupt könnte der Amateur theoretisch ständig und überall – vorausgesetzt, er hat genügend unbescholtene, unverdächtige Alibi-Mittrinker um sich versammelt. Auch wenn er diesen manchmal – Gläser aufnötigend – auf die Sprünge helfen muß. Denn ALLEINE trinken ist absolut tabu, äbäh und Gosse.

Das A und O aller Etikette und Auflagen: Die *Trinkmenge* muß sich immer im gesellschaftlich geregelten Rahmen halten. Fingerhüte sind okay, Fäßchen verdächtig.

Wir resümieren: Trinkzeit, Trinkort, Trinkanlaß und Trinkmenge müssen ebenso stimmen wie das Vorhandensein einer *drinking-group*.

Wer diese Auflagen einhält, hat keine Nachrede zu befürchten.

Wer diese Gesetze bricht, wird vom kontrolliert trinkenden Bürger dem Profilager zugerechnet und damit Objekt von Tuschelei. Und wenn der Bürger etwas gar nicht mag, so ist das – neben Kriminalität, Tierversuchen und dreckigen Klos im Ausland – das Getuschel, er könnte ein Alkoholproblem haben.

Im großen und ganzen wirkt der Amateur auf den ersten Blick wie ein normaler Mensch mit allen Ansätzen zum normal-bigotten, aber nie grenzüberschreitenden Drogengebrauch.

Jedoch: Im Gegensatz zum Hobby-Trinker mit seiner blütenweißen Drogenweste verwendet der Amateur den Alkohol nicht mehr nur als punktuelles Genußmittel, sondern gezielt als Mittel zu anderen Zwecken: zur Beruhigung, zur Entspannung, zur Lockerung, als Belohnung, als Mutmacher, als Muntermacher, als Anmacher. Der Fachmann sagt dazu, daß der Alkohol funktionalisiert wird – er wird quasi eingenommen wie eine Medizin, die in unserem Oberstübchen das Stimmungs-Büffet neu sortieren soll. Egal, welchen Grund der Amateur zum Einschenken angibt (harter Tag gewesen, schwacher Tag gewesen, toller Tag gewesen) – es geht bereits primär um eine Veränderung der Wahrnehmung, um eine gezielt psychotrope Wirkung. Und genau *das* ist die offizielle Charakteristik einer DROGE.

Mit anderen Worten: Der Amateur arbeitet auf einen Bewußtseinsstand hin, den er nüchtern nicht erreichen kann.

(Oder nicht erreichen *will*, denn Sport, Meditation, Sex oder ähnlicher Schnickschnack verändern die Büffet-Situation im Oberstübchen auch. Aber Trinken funktioniert nun mal schneller & bequemer als Waldlauf, Besinnung oder Partnersuche.) Und mit dem Wunsch nach Veränderung des Psycho-Haushalts wird auch klar, warum Mengenangaben nichts über den werten Abhängigkeitszustand aussagen: Wer sich Tag für Tag mit kleinen Mengen auf Schwipsniveau hält, unterscheidet sich kaum von demjenigen, der die Woche über abstinent lebt, um sich dann an jedem Wochenende gezielt in den Vollrausch zu schießen. Denn das Ziel ist das gleiche: Raus aus dem üblichen Psycho-Trott.

Streng genommen und päpstlich gesprochen haben wir genau hier die Sollbruchstelle zwischen Genuss und Krankheit erreicht. Zwischen Autonomie und psychischer Abhängigkeit. Es ist ein Unterschied, ob ich hin und wieder an meiner Psycho-Basis herumexperimentieren mag oder ob ich die Basis schlechthin ablehne.

Der Profi

»... sind wir heute hier im ›Bier-Päuschen‹ zusammengekommen, um Dschimmi in unseren Kreis aufzunehmen! Er bringt alle Voraussetzungen mit: Er lässt für Alkohol alle Fünfe gerade sein, trinkt zu unorthodoxen Zeiten und kann einen enormen Stiefel wegstecken. Dschimmi, herzlich willkommen im Kreis der Alkoholkranken! Hier die von der AOK beglaubigte Urkunde und den Pokal bitte auf ex!«
Der Übergang vom Amateur-Status in die Profi-Liga wird nur relativ selten mit einem feierlichen Akt wie diesem begangen; klassisch ist eher das klammheimliche Hinübergleiten. Oder nehmen Sie diese windschiefe Metapher: Während der Amateur mit dem Alkohol mehr oder minder locker verlobt ist, ist der Profi eines Tages verheiratet. Und kein Doktor kann ihn mehr scheiden. Noch nicht mal in Nevada. Der Amateur ist – schlimmstenfalls – INFIZIERT, der Profi bereits CHRONIFIZIERT. Die Biochemie des Profi-Körpers ist »umgekippt« wie ein Gewässer nach jahrelanger Verklappung großer Giftmengen. Nur stirbt der Mensch nicht sofort daran, sondern sein überlebenstrainierter Körper stellt sich um. Der Fachmann nennt das »Adaptation«. Damit ist die physische Abhängigkeit erreicht. Und die ist leider Gottes bei vielen irreversibel, auch nach egal wie langer Trockenzeit.

Extempore Trinksitten

Nach so viel trockener Theorie haben wir uns einen feucht-fröhlichen Ausflug ins Politisch Unkorrekte verdient.
Daher ein Wörtchen zur Alkoholischen Relativitäts-Theorie: *Ge-*

sellschaftlich akzeptiert ist die Aufnahme der ›richtigen‹ Alkoholika zur ›richtigen‹ Zeit. Was genau ›richtig‹ ist, ist relativ und hängt vom aktuellen Kulturkreis bzw. der herrschenden Trinkmode ab. So kräht bei uns kein Hahn danach, wenn sich Papa nach der Tagesschau ein Bier aufmacht. Greift Papa allerdings zur gleichen Zeit im arabischen Raum zum Flaschenöffner, sieht das Ganze schon wieder anders aus, da sieht der Muezzin sofort relativ rot. Aber bleiben wir bei alkoholisch durchtrainierten Kulturen wie der unsrigen: Wenn Frau Kröger um 10 Uhr 30 mit den Worten »auf meine baldige Beförderung!« im Großraumbüro eine Sektflasche entkorkt, ist das relativ unauffällig. Die Kollegen gratulieren, würgen erst ihren Sozialneid und dann den Sekt runter, und mit einem Pegel von 0,3 bis 0,8 sieht die Beförderung der dummen Kuh Kröger schon rosiger aus. Würde Frau Kröger um 10 Uhr 30 mit den Worten »auf meine baldige Beförderung!« eine Flasche Doppelkorn aufschrauben, man würde sie relativ schief ansehen. Obwohl es im Prinzip um den gleichen Vorgang ginge: nämlich um die Aufnahme von Alkohol in die Blutbahn zur Feier einer baldigen Beförderung! Aber in Büros/Lehrerzimmern/Amtsstuben wird nun mal Sekt gereicht, weil

a) leere Sektflaschen nicht ganz so dumm auffallen wie leere Wodka-Flaschen. Denn Sekt gilt fälschlicherweise nicht als *das* Alkoholiker-Getränk schlechthin, obwohl er das Standbein des Frauenalkoholismus ist; die typischen Vertreterinnen des Sekt-Alkoholismus trifft man massenweise in jeder Langzeittherapie. Sie schwafeln hartnäckig von »hin und wieder ein Piccolo«, »ausschließlich für den Kreislauf« und haben dabei Leberwerte wie der späte Boris Jelzin. Ein Phänomen, das Mitpatient Jock mal treffend als »Mythos Piccolo« umschrieb bzw.: »Sekt ist die Endlösung der Frauenfrage«.

b) Sekt am Arbeitsplatz wird auch vom Arbeitgeber toleriert, denn der kluge Ausbeuter weiß: Dank Kohlensäure und Zuckergehalt fährt die Asti-Pisse so schnell und spritzig ins Hirnkastl, daß die Arbeitnehmer kicherig und albern werden (»Sekt-Laune«) und nicht etwa auf die Schnaps-Idee kommen, unter Absingen schwermütiger Arbeiterlieder die Produktionsmittel in ihre Gewalt zu bringen. Daher übrigens auch die alte stalinistische Formel: Dienst ist Dienst (plus maximal Sekt) und Schnaps ist Schnaps.

Weiter mit unserer Relativitäts-Theorie. Bezeichnen wir Alkohol – sei's Piccolo, sei's Klarer – als psychotrope Substanz und somit wahrheitsgemäß als DROGE, müssen wir auch folgerichtig dieses Szenario entwickeln: Frau Kröger betritt um 10 Uhr 30 das Büro, ruft ihren Satz mit der Beförderung und reicht dazu Tabletten, Joints und Spritzbestecke. Das Befremden wäre grenzenlos. Eventuell würde sogar die Beförderung zurückgenommen! Auch eine schlichte Wasserpfeife statt Sekt würde für Aufsehen sorgen. Genausogut könnte Frau Abdullah im arabischen Großraumbüro um 10 Uhr 30 eine Flasche Klosterfrau Melissengeist auf den Tisch des Hauses knallen mit den Worten: »Auf meine baldige Steinigung!« Das ist RELATIVITÄT, Leute!

Mehr zum Thema »Wie dröhnt eigentlich der Muslim?« im nächsten Buch.

Typische Profi-Indizien

Toleranz, Kontrollverlust, Entzugserscheinungen

Toleranz

In anderen Veröffentlichungen habe ich – in meiner Eigenschaft als durchaus auch politischer Mensch und Schriftsteller – wiederholt zu mehr Toleranz aufgerufen.
Hier darf ich endlich mal davon Abstand nehmen.

Toleranzentwicklung liegt bei jenen vor, von denen der Volksmund sagt, sie könnten einen enormen Stiefel wegstecken. Einen Stiefel wegstecken liegt vor, wenn Sie bei einer Atü-Zahl, die den Hobby-Trinker bereits zu Boden gestreckt hat, noch den Autoschlüssel finden. Umgekehrt: Die Menge, die einen Hobby-Trinker bereits zum Kichern bringt, ist bei Ihnen für den hohlen Zahn. Das liegt nun nicht daran, daß Sie so ein toller Hecht sind, oder an Ihrer Seelenverwandtschaft mit John-Ernest Wayne-Hemingway, sondern schlicht an Ihrem Metabolismus.

Metabolismus klingt erst mal eklig, hat aber jeder: Stoffwechsel nämlich. Unser Stoffwechsel passt sich bekanntlich allen möglichen Umständen wie Hitze, Kälte und Brigitte-Diät an. Und selbstverständlich erst recht der regelmäßigen Alkoholzufuhr. Das geht ungefähr so, bzw. jetzt stellen wir uns erst mal ganz dumm:

Wir alle stecken voller Enzyme. Früher nannte man sie »Fermente«, was uns bereits auf die richtige Spur führt: Enzyme beschleunigen die chemischen Reaktionen, die andauernd in unserem Körper stattfinden. Im Körper herrscht ja ein ständiges Kommen und Gehen von Stoffen. Grob gesagt: Wir tun oben was rein, unten kommt was anderes wieder raus, und die Arbeit dazwischen erledigen die Enzyme. Nehmen wir mal an, Sie essen eine Tafel Ritter Sport Vollnuß. Die Tafel an sich kann ja nicht einfach so als Tafel an sich in unseren Körper integriert werden. (Wäre ja noch schöner, wenn man uns ansehen könnte, was wir gerade gegessen haben. Das wären Ausbuchtungen.)
Die Enzyme bekommen also die zerkaute Ritter Sport auf den Tisch und beginnen sofort mit der Arbeit: Die einen Enzyme zerlegen Schoko und Nüsse erst mal in kleine Teile, andere Enzyme zerlegen die kleinen Teile in noch kleinere, und dann sortieren wieder andere Enzyme aus: Das Brauchbare (Vitamine, Mineralstoffe, Fette etc.) wird zur Weiterverwertung behalten, der unbrauchbare Rest wird weggeworfen. Und schädlicher Sondermüll muß gewissenhaft entsorgt werden, damit wir nach einer unge-

sunden – z. B. bleihaltigen – Mahlzeit nicht brachliegen wie ein kontaminierter Acker.
Es geht in uns zu wie auf einem Wertstoffhof. Da wird sortiert, gespalten, zerlegt, oxydiert, eingelagert und ausgeschieden. Jede Enzymgruppe hat ihr Spezialgebiet: Die einen montieren z. B. an Metallen herum, andere sind auf Eiweißteile spezialisiert, wieder andere auf die Teile von Eiweißteilen usw. usf. Und wenn die Enzyme nicht reibungslos arbeiten können, kommt es zu Staus oder Engpässen (Mangelerscheinungen, Infarkten).

Zurück zu Thema No. 1: Natürlich gibt es da auch Enzyme, die sich mit dem Zerlegen des Alkohols auskennen. Das absolute Chef-Enzym in Sachen Alkohol heißt ALKOHOLDEHYDROGENASE, kurz liebevoll ADH genannt. (Nicht zu verwechseln mit dem Namensvetter »antidiuretisches Hormon«. (Anm. für Studenten) Die ADH gibt es übrigens nicht nur im Menschen, sondern auch in Tier und Pflanze.

Denksport
Warum findet sich ADH auch in Tieren und Pflanzen? Ich vermute, Gott der Herr hat das so eingerichtet, damit nicht seine gesamte Schöpfung bei eventuellem Alkohol-Kontakt sofort tot zusammenbricht. Tiere können bekanntlich sogar abhängig werden, wie aufschlußreiche Laborversuche oder z. B. die Tanzbärenhaltung im Osten zeigen. Dort wird der geschundene Bär bei Aufsässigkeit mit Wodka ruhiggestellt. Das ist so traurig und elend, daß man gar nicht daran denken mag. Auch nicht an die Arschlöcher, die aus Spaß oder Hirnphimose ihre Haustiere an die Flasche bringen.
Manche Tiere in Freiheit heben ja ganz gerne einen (gegorene Früchte). Und das nicht nur aus Versehen! Aber Mutter Natur schiebt einem landesweiten Tieralkoholismus den Riegel vor, indem sie der Fauna nur in großen Abständen Alkoholisches anbietet (gegorene Früchte der Saison).
Unsere heutige Frage lautet: Gibt es auch abhängige Pflanzen? Durstige Yucca-Palmen? Lallende Lilien? Usambaraveilchen auf Turkey? Diskutieren Sie diese Frage mit Ihrem Partner. Oder Ihrer Geranie.

Die wackere ADH läutet also in der Leber die Zersetzung des Alkohols ein. Sie zerlegt ihn zu Acetaldehyd, schiebt das Acetaldehyd weiter an die Enzymkollegen von der Aldehydehydrogenase, die machen aus dem Acetaldehyd Essigsäure, schieben die Essigsäure weiter an die nächsten Kollegen, und am Schluß ist – wir erinnern uns dunkel an die ersten Seiten – das C_2H_5OH zu CO_2 und H_2O verstoffwechselt.

Die ADH erledigt ca. 90% unserer Drinks. Unterstützt wird sie hierbei normalerweise von einer kleinen Truppe, die sich der restlichen 10% Alk annimmt und MEOS heißt. (Bürgerlicher Name: Mikrosomales ethanol-oxydierendes System, Rufname MEOS. Auch bekannt für seine Einsätze beim Abbau von Schlaf- und Beruhigungsmitteln.)

Wird die ADH bei ihrer Arbeit jedoch überfordert und kommt mit dem Zerlegen nicht mehr nach, schreit der Betriebsrat der ADH laut:»Mir packe des net allaan! Die vom MEOS müsse jetzt mit Üwwästunde ran!«

Das MEOS läßt sich nicht lumpen, springt ein und baut dann heimlich und quasi nebenbei seinen Machtbereich aus: Es bildet immer neue MEOS-Mitarbeiter aus, und nach längerer, höherer Alk-Zufuhr hat das MEOS ein Imperium aufgebaut und zerlegt nicht mehr wie zu Beginn 10% des Alks, sondern hat einen Marktanteil von bis zu 60%! Und DESWEGEN können trainierte Trinker mehr vertragen! Beim normalen Trinker arbeitet die gute alte ADH in der guten alten ADH-Tradition, während der Profi über die schlagkräftige Eliteeinheit MEOS verfügt!

Das klingt zunächst gar nicht schlecht oder gar ungesund. Aber jetzt kommt das Kleingedruckte:

Das MEOS bildet sich auch bei Abstinenz nicht mehr zurück! Es bleibt dick und fett mit voller Belegschaft auf seinem Posten! Bei Trockenheit wird nicht einer von den MEOS-Mitarbeitern entlassen oder freigestellt!

Ergebnis 1: Wenn der Ehrenamtliche – egal, nach wie langer Trok-

Typische Profi-Indizien 35

kenzeit, ob nach 2 oder 10 oder 20 Jahren Dürre – wieder zum Glas greift: das MEOS steht flink bereit. Frisch wie am letzten Tage des Konsums.

Hierin vermutet die Wissenschaft auch mit einen Grund dafür, warum der Ehrenamtliche bereits nach kleinen Probe-Mengen meist wieder ratz-fatz auf sein früheres Profi-Niveau kommt. Merke: Ein einmal trainierter Trinkerkörper fängt auch nach langer Abstinenz nie bei null an! Der Körper hat keine Reset-Taste, Leute!

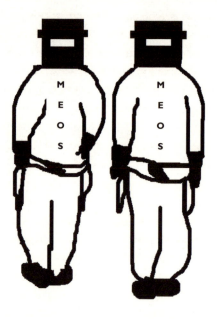

Ergebnis 2: Der dauerhaft aufgeblähte MEOS-Apparat zerlegt nicht nur Alkohol, sondern auch Medikamente, namentlich Schlaf- und Beruhigungsmittel. Wer sich also qua Alkoholkonsum ein MEOS-Imperium angesoffen hat, hat automatisch auch auf diesem Terrain eine Toleranz!

So. Um diesen Gewaltmarsch durch das Labor unseres Körpers verdaulicher zu machen, unterbrechen wir für etwas Musik.

Extempore Statistik

Sonderservice für die Statistiker unter den Lesern. Man sollte immer daran denken: Lüge, faustdicke Lüge, Statistik. Dunkelziffern, Referenzgruppen – z.B. wird eine Erhebung des Amselfelderkonsums im Villenviertel anders ausgehen als auf Parkbänken. Umgekehrt wird auf Parkbänken erschreckend wenig Dom Perignon gesoffen.

Man stößt in der Fachliteratur ständig auf unterschiedliche Zahlen, dazu kommen unterschiedliche Kriterien, wer wozu zählt und ob ab 18 Jahren oder ab 14. Da ist mal von 2,6 Mio. Alkoholikern die Rede, dann wieder von 1,6 Mio. akut Alkoholabhängigen plus 2,65 Mio. mit aktuellem Alkoholmissbrauch. Oder wohin mit den Doppeldiagnosen: »Die Anzahl von Personen, die im Laufe ihres Lebens gleichzeitig zu ihrer Alkoholabhängigkeit bzw. ihrem Alkoholmissbrauch psychische Störungen aufweisen, wird auf etwa 1,4 Mio. Personen geschätzt.«
Womit z.B. offen bleibt, ob sich jemand psychotisch getrunken hat oder ein trinkender Psychotiker ist (s.a. Komorbidität). Andere Zahlen sind relativ gesichert:
Pro Jahr werden 7% aller Straftaten unter Alk begangen. Bei diesen etwa 240 000 Fällen belegen auf der Hitliste Platz 1: Widerstand gegen die Staatsgewalt (58%). Platz 2: Gewaltkriminalität (25%). Davon 40% Totschlag/Tötung auf Verlangen, 35% Körperverletzung mit tödlichem Ausgang, 28% Vergewaltigung/Nötigung, 27% gefährliche/schwere Körperverletzung, 21% Mord (Mehrfachnennungen sind möglich). Platz 3: Raubdelikte (15%) plus der Rest aus Brandstiftung, sonstiger sexueller Nötigung, Sachbeschädigung, Zechanschlußraub. Auto & Alk: Jährlich 33 000 Verkehrsunfälle mit Verwundeten, 1500 Unfälle mit Todesfolgen. Abseits der Straßen sterben pro Tag geschätzte 115 Menschen an direkten oder indirekten Folgen von Alkoholkonsum. Nun werden Sie völlig zu Recht sagen: »Was? Nur 42 000 pro Jahr? Das sind

Typische Profi-Indizien

ja Peanuts verglichen mit dem Rauchen, das erwiesenermaßen jährlich mehr Menschen tötet als Autounfälle, AIDS, Alkohol, illegale Drogen, Morde und Selbstmorde zusammen!« Je nun. Eins nach dem anderen. Lesen Sie auch mein nächstes Buch »Nik«. Im übrigen seien die Statistiker beruhigt: 80 % aller Alkoholiker sind auch Raucher, und die Kombination von Alk und Nik macht noch mal 74 % von 73 000 Todesfällen aus. Und 25 % aller Alkis liebäugeln mit Selbstmord, 15 % davon erfolgreich.

Die Toleranz beschränkt sich nicht allein auf das MEOS in der Leber, sie betrifft natürlich auch das Oberstübchen. Dafür blättern wir zurück:

Die Alkohol-Hallodris verhindern schlechte Laune, indem sie Schlechte-Laune-Gäste (Rezeptoren) und Schlechte-Laune-Kellner (Transmitter) bei der Ausübung ihrer schlechten Laune hindern, die Unangenehmen rauswerfen und sich an deren Tischen lustig breit machen.

Bevor jetzt ein ungeduldiger Kritiker ruft: »Was soll schon wieder dieses kindgerechte Kasperletheater? Wir wollen endlich harte Fakten!«, blenden wir hier kurz ein paar harte Fakten zum Thema Neurotransmitter ein:

»Alkohol verstärkt, ähnlich wie Barbiturate und Benzodiazepine, die hemmende Wirkung des Neurotransmitters GABA, die über die Aktivierung von $GABA_A$-Rezeptoren ausgelöst wird ... Alkohol besitzt in einem individuell unterschiedlichen Dosisbereich ähnlich anxiolytische, sedierende und hypnogene Wirkungen wie die Benzodiazepin-Tranquilizer. Adaptive Veränderungen im Bereich des $GABA_A$-Rezeptorkomplexes bei chronischem Alkoholkonsum führen zur Toleranzentwicklung gegenüber den sedierenden Wirkungen des Alkohols.«

Fahren wir kindgerecht fort:

Das Oberstübchen gewöhnt sich an seinen Stammgast Alkohol. Der Alkohol führt sich dort droben so ähnlich auf wie manche Medikamente. Also behandelt das Oberstübchen diese Medikamente genauso tolerant wie den Alkohol. Das nennt man »Kreuztoleranz«. Daraus ergibt sich leider: Wer bereits von Schlafmitteln abhängig ist wird ruck-zuck auch von Alkohol abhängig. Und umgekehrt. Denn diese Stoffe fahren das gleiche Wirkungs-Programm.

> Das tolerante Oberstübchen macht manchmal keinen Unterschied zwischen Hallodris, die einander ähneln! Daher sollten Alkoholiker – egal, ob nass oder trocken – vor einer Operation unbedingt ihrem Anästhesisten reinen Wein einschenken. Der Anästhesist muß die Narkose für einen Toleranten nämlich anders berechnen und dosieren; wo der Normalbüger (»Jetzt zählen Sie mal bis *zehn*!«) bereits bei *drei* problemlos wegsackt, dreht sich der Tolerante eventuell bei *siebenundzwanzig* noch munter auf dem Tisch.
>
> Es kommt auch vor, daß ein chronifiziertes Oberstübchen »Narkose« und »Rausch« verwechselt. Und was geschieht? Der Operierte wacht auf – und befindet sich mitten im schönsten Quasi-Entzug!
>
> Durch Tabletten/Alkohol wird auch die Entstehung eines postoperativen Zustands begünstigt, den der Fachmann »Durchgangssyndrom« nennt. So ein Durchgangssyndrom ist natürlich ein überraschender Heidenspaß für die ganze Familie (Ärzte, Schwestern, Patienten). Ein Arzt erzählte mir die Story von einer unauffälligen, gutbürgerlichen Dame, die sich einer langweiligen Routine-Schnickschnack-Operation unterzog. Alles lief gut, aber als sie aus der Narkose erwachte, war der Teufel los: Durchgangssyndrom. Die Gute sah Tiere, riß sich die Kanülen aus dem Leib, warf Scheiben ein und floh auf die Dachterrasse, bis sie von den Pflegern dingfest gemacht und wieder von ihrer Palme geholt werden konnte.

Da keine Toleranz ewig andauert und das System irgendwann überstrapaziert ist, kommt es bei weiterem Konsum zwangsläufig zum so genannten »**Toleranzbruch**«. Das heißt: Der vormals so routiniert dahertrinkende Trinker verträgt nichts mehr. Die Fingerhut-Portion eines Hobby-Trinkers reicht bei ihm inzwischen für einen handfesten Rausch aus. Das bedeutet: Leber kaputt! Enzyme invalid! Sogar MEOS nix mehr arbeite! Niemand stellt sich

Typische Profi-Indizien

mehr dem Alkohol entgegen, und dieser fährt ungebremst wie Schumi auf der Zielgeraden ins Oberstübchen ein. Willkommen im Voll-Profi-Lager!

Kontrollverlust

Den Kontrollverlust hatten wir bereits; bitte schreiben Sie, ohne zurückzublättern, auf, was den Kontrollverlust ausmacht. Sollte Ihnen diese Übung Schwierigkeiten bereiten, haben Sie schon was am Kurzzeitgedächtnis.

Ein Unabhängiger kennt keinen Kontrollverlust. Er entscheidet frei, wann er wo wieviel nicht trinkt, während beim Abhängigen die Suchttüren ständig sperrangelweit offenstehen. Nun kann der geschickte Trinker natürlich sagen: »Ich baller' immer nur zu festen Zeiten!«
Denn – Hand auf's Herz – ritualisiertes Trinken ist noch lange kein abhängiges Trinken. ABER: ABHÄNGIGES TRINKEN KANN MAN SO RITUALISIEREN, DASS ES VON WEITEM AUSSIEHT WIE UNABHÄNGIGES TRINKEN.
Hierzu etwas aus dem Nähkästchen:
Ich erzählte während meiner Quartalssaufereien stets, ich würde nun mal alle 2–3 Monate eine alkoholische Auszeit nehmen; das sei doch okay und beinahe gesund, denn es diene meiner inneren Ordnung: Ich würde dadurch meine »Reset«-Taste drücken, mich zum Absturz bringen und danach wieder neu hochfahren wie Phönix aus der Asche. Entsprechend nannte ich die Quartalssauferei »einen kontrollierten Absturz« und fügte wissenschaftlich fundiert hinzu: »Also etwa wie bei der russischen Raumsonde MIR.«
Und in den Zeiten zwischen den Abstürzen war ich ja auch in funktionstüchtiger Ordnung. Aber die »Operation MIR« blieb doch immer ein Absturz und das Absturz-Ende leitete nicht ICH mit meiner tollen Willenskraft. Ich hätte bis Sankt Nimmerlein weitergesoffen, wenn nicht mein Körper den Riegel vorgeschoben

hätte. (Alk sofort wieder auskotzen, schließlich keine Vorräte mehr im Hause; Haus nicht mehr verlassen können, da zitterndes Dauerkotzen; also jammervolle Selbstentgiftung, danach neues Leben, Wohlbefinden, Abstinenz, Ruhm, Erfolg und eigene Talk-Show. Bis zur nächsten »Operation MIR«.)

Jeder Profi kann Ihnen auf Anhieb jede Drink-Aufnahme als »Akt des freien Willens« verkaufen. Und behaupten, seinen Schwips/ Rausch habe er sich vorsätzlich und »mit Ansage« zugefügt und daher sowieso alles unter Kontrolle.

Ein Mitpatient regte sich mal darüber auf, daß ihm die Polizei »aufgelauert« habe, nachdem er morgens um sieben Uhr an einer Raststätte ein Bier getrunken hatte. Die Ungerechtigkeit polizeilichen »Auflauerns« erregte ihn so heftig wie mich der Anblick silberne Schuhe. Die Frage jedoch, warum zum Teufel ein *Autofahrer* um *sieben Uhr morgens* an einer *Raststätte* ein *Bier* trinken muß und ob das nicht bereits Profitum pur sei, kam gar nicht erst auf, da er jeden morgen um sieben sein erstes Bier frühstücke und das sei Tradition und daher von Kontrollverlust keine Spur.

Für den Profi sind kontrollierte TRINK-ZEITEN also Interpretationssache.

Bei den TRINK-MENGEN ist der Profi schon eher zu packen. Doch auch hier gilt: Man ist nicht erst Profi, wenn man sich haltlos schlabbernd ein Fäßchen nach dem anderen reinwürgt. Daher ist auch der augenfälligste Indikator der Kontrollverlust über das TRINK-ENDE. Über die Möglichkeit, eigenständig aus der Sauf-Schleife aussteigen zu können. Wobei es egal ist, w i e die jeweilige Schleife ausschaut: Ob Tag für Tag für Tag oder Wochenend' für Wochenend' – kann der Mensch sich noch frei bewegen oder steckt er schon in einem Schluck-Korsett wie so eine verdammte Korbflasche in ihrem Korb?

Nehmen wir ein plastischeres Beispiel für den Kontrollverlust über das Trink-Ende:

Sie gehen mit einem Menschen trinken, der trinkt sich warm, und dann wird ihm abrupt die Alkoholzufuhr abgeschnitten. Der Hobby-Trinker und Amateur sagt vielleicht: »*Einen* hätt' ich noch nehmen wollen. Schade.« oder »Gut, da komm' ich morgen auch besser aus den Federn.« Oder was die verdammten Unabhängigen in solchen Fällen so verdammt vernünftig zu deklamieren pflegen. Der warmgetrunkene Profi reagiert nicht so gelassen. Es sei denn, er hat zu Hause noch ein gutsortiertes Depot, das geduldig auf ihn wartet. Nicht umsonst zeichnet laut Fachliteratur auch das »Anlegen von Vorräten« den Profi aus. Besonders der gutsituierte und kulissenorientierte Profi wird sich nichts anmerken lassen und sich statt dessen heimlich auf den Ausklang des Abends im eigenen Ohrensessel mit fließend Depot-Anschluß freuen.

Hat der Profi jedoch kein Depot in der Hinterhand, wird er bei dem Ruf »Letzte Runde!« je nach Tagesform & Schweregrad mindestens zusammenzucken, eine Hamsterbestellung aufgeben, auf

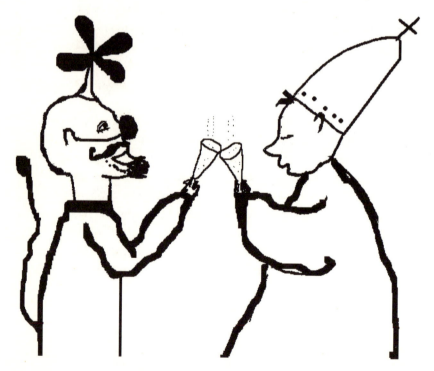

Trinken mit Personen unter Stand

Ortswechsel bestehen, den Wirt bedrohen oder in einen Kiosk einbrechen. Wenn gar nichts mehr hilft, erschießt er eine alte Oma und trinkt deren Vorrat an Rasierwasser aus.

> Die Anzahl der Fälle, in denen Industrie-Alkohol herhalten muß, wird gemeinhin unterschätzt. Da wird Brennspiritus mit Saft vermischt, in gehobeneren Kreisen wird das Fläschchen Hattrick gekippt. Meine Gewährspsychiaterin berichtet von einer Patientin, die innert einer (einer!) unbeobachteten Minute im Krankenzimmer eine Flasche Desinfektionsmittel auf ex... Den Menschen, die von diesen Experimenten berichten können, merkt man diese Experimente auch an. Das menschliche Zerebrum scheint für die innere Anwendung von Hattrick einfach nicht geschaffen. In der Oberschicht sieht ein Kontrollverlust meistens anders aus. Ein betuchter – wirklich sehr betuchter – Profi berichtete mir folgendes: Er kam warmgetrunken von einem Galadiner, setzte sich in sein (wahrscheinlich mit handgeschossener brasilianischer Brokatmaus bezogenes) Feierabend-Fauteuil, leerte seine Whiskyvorräte und hatte bereits die doppelte Bettschwere, als ihn plötzlich »ein heftiger Durst« überkam. Er torkelte in seinen Keller, besser gesagt: in sein Gewölbe. Dort lagerte ein Teil seines Erbteils, nämlich Weinflaschen. Die Art von Flaschen, die unter Bohau auf Versteigerungen den Sammler wechseln. Der Rest ist klar. Noch Jahre später erinnerte er sich jammernd daran, daß er sich an nichts mehr erinnern kann, geschweige denn an den Geschmack: »Und das waren Kulturgüter, die ich da gesoffen habe!«

Bleiben wir in unseren Kreisen, bei unserem Beispiel vom warmgetrunkenen Mittelständler ohne Depot.
Wenn der nicht von Schlaf oder Restvernunft gestoppt wird, schließt er sich gerne spontan Menschen an, die noch Alkohol besitzen. Egal, *wem*. Sei's ein Rudel von Halunken, sei's ein Rudel von alleinerziehenden Müttern – Hauptsache: die Zufuhr läuft. Das wiederum nennt der Fachmann: »Trinken mit Personen unter Niveau«. Nein, ohne Scherz! Der Fachmann nennt das wirklich

so! Obwohl mir die altmodischere Formulierung besser gefallen hätte: »Trinken mit Personen unter Stand«. Das heißt: Banker saufen plötzlich mit Pennern, Ärzte mit Patienten, Schriftsteller mit Martin Walser. Wer von uns hat noch nie einen Nadelstreif-Träger in einer Kneipe gesehen, deren Besatzung ihm nicht mal die Garageneinfahrt kehren dürfte! Aber da werden Freundschaften geschlossen! Und zwar nicht aus Gründen soziologischer Neugier oder Interesse an Hartz IV!

> Wir bemerken nebenbei: Auch der Profi hat die oben genannten gesellschaftlichen Normen des Amateurs und Laien verinnerlicht: Trinkzeit, Trinkort, Trinkanlaß und Trinkmenge müssen ebenso stimmen wie das Vorhandensein einer *drinking-group*. Wer diese Auflagen einhält, hat keine Nachrede zu befürchten. Umkehrschluß: Man muß nur seine gesellschaftlichen Parameter wechseln, und schon geht auch das mit den verdammten Normen wieder klar. Die Amateur-Gesetze gelten sogar noch, wenn man in die Profiliga wechselt. Nur: Andere Kreise, andere Trink-Sitten. Und denen soll man sich bekanntlich anpassen. Auch ein Weg, um nicht dumm aufzufallen.

Resümee: Der Kontrollverlust gleicht einem Tsunami und hat mit freiem Willen offenbar nichts zu tun. Der warmgetrunkene Profi duldet keine Barrikade zwischen sich und der Flasche. Dieses Verhalten ist nicht zu verwechseln mit dem Craving oder dem Trinken gegen Entzugserscheinungen! (Um auch die letzten Leser meschugge zu machen: DAHER spricht man beim Spiegel-Trinker – obwohl Profi – nicht von Kontrollverlust! Denn er trinkt ja »nur« genau so viel, daß es einen Turkey verhindert!) Beim Kontrollverlust hingegen handelt es sich um eine unabhängige Automatik des Nachfüllens um jeden Preis. Das Ende des Kontrollverlustes regeln die Naturgesetze: Entweder hat der Körper den Kanal voll (Schlaf, Koma), oder eine höhere Gewalt schreitet ein (Ausnüchterungszelle, Einweisung, Mutti). Manchmal siegt die Vernunft und der Kontrollverlustige begibt sich freiwillig in eine ENT-

GIFTUNG, um dort fachmännisch und so nachhaltig wie möglich vom Stoff getrennt zu werden. Und zwar ohne die größtmöglichen Entzugserscheinungen. Denn *die* tun nicht nur weh, sie sind sogar brandgefährlich.

Extempore Geschichte

*Dies Leben
ist nicht anders als
in besoffenem Zustande
zu ertragen.*
(Goethe)

Nach so viel mega-spannenden, auf- und erregenden Fakten haben wir uns etwas Langeweile verdient. Und was eignet sich besser zum Abtörnen und Runterfahren des Tempos als ein Blick in die Geschichte! Wozu habe ich mir den ganzen Schmonzes mühsam zusammenrecherchiert! Auf geht's!

Also: In grauer Vorzeit fraßen unsere Vorfahren vergorene Früchte. Ergebnis: Der Neandertaler führt ein Tänzchen auf, kneift kichernd Mammuts in den Arsch und knickt seinem Höhlennachbarn die Antenne ab. Punkt. Überspringen wir ein paar Jahre. 8000 v. Chr. beginnt der vordere Orient mit Ackerbau. Bekanntlich fällt beim Ackerbau eine Menge Getreide an. Da stehen sie also da mit ihren Silos und sagen: »Was tun, sprach Zeus?« So kam das Bier zur Welt. Es wurde aus allem zusammengemanscht, was die jeweilige Region so hergab: Hirse, Mais, Reis & Co. Es entwickelte sich eine Bierkultur. Bier wurde nicht nur zum Nahrungsmittel, sondern auch zum Zahlungsmittel. Priester bekamen fünf Liter am Tag, kleine Beamte nur einen. (Heute ist das umgekehrt, hehe.) 4000 v. Chr. erfinden die Ägypter, die Cleverle vom Nil, den Wein. Der bleibt aber nur den höheren Ständen vorbehalten. Bei denen besteht sogar die kulturelle Pflicht, sich an hohen Feiertagen bewußtlos zu saufen, weil das angeblich den Göttern näher bringt. Muß man sich mal vorstellen: Der Pharao, seine Priesterinnen und Priester sowie die höheren Hofbeamten: breit wie Überseekoffer. Das Volk trinkt weiterhin Bier. Punkt.

Dann ziehen die Griechen mit dem Weinbau nach. Wein gehört zum täglichen Leben, allerdings nur mit Wasser verdünnt im Verhältnis mind. 1:1. Weinschorle, wo man auch hinguckt. Wer pur trinkt, gilt als Barbar. Darüber hinaus hat der Wein natürlich eine mystische Bedeutung. Der Rausch gilt als Link zwischen dem Göttlichen und dem Irdischen. Als Mittel zur Förderung der Erkenntnis. Damit der Grieche aber nicht nur aus religiösen Gründen einen zwitschern darf, erfindet er das SYMPOSIUM. Er erklärt das Symposium zum gesellschaftlich legitimierten Trinkgelage. Auch der Chef hält mit: Alexander der Große, ein Erzsäufer vor dem Herrn, verliert bei einem Wettsaufen 40 Mitzecher. Die eine oder andere Schlacht muß sogar verschoben werden, weil der Chef erst mal entgiften muß. Punkt.

Der Römer läßt sich nicht lumpen und steigt ebenfalls in das Weingeschäft ein. Allerdings interessiert ihn weniger der religiöse Aspekt, so daß bald ganz profan und flächendeckend Wein pur getrunken wird. Und zwar in einem solchen Ausmaß, daß die von den Griechen übernommenen Symposien unter Strafe gestellt werden. Dann kommt die Kaiserzeit der Römer. Auch hier gibt es wieder zeitweise Ausfälle in den Regierungsgeschäften, weil das Managment entgiftet werden muß. Dafür wird der Weinbau zur Wissenschaft erklärt, mit Lehrbüchern, Winzerschulen, Lese-Abitur etc. Wein gilt – in Maßen – als gesundheitsfördernd, und deswegen bekommen auch Sklaven jeden Tag ihr Viertele. Sozusagen zum Werterhalt (»Kaum mißhandlt. Skl., Top Zust., Verbr. $^1/_2$ Krug a. 100 km, Bj 400 v. Chr.«). Viel hat's dem Römer letztlich ja nicht gebracht, das mit der Önologie, aber egal.

Kommen wir zu den Germanen: Die sind sooo blöd, daß sie nur Bier kennen. Ihre Götter stellen sie sich als ekstatische Wesen vor und den Himmel als Braukessel. Ungelogen! Denn wie bei allen anderen alkoholverwertenden Gesellschaften ihrer Zeit gehört auch bei ihnen der Rausch zur Religion wie das Amen in die Kirche. Es besteht sogar »Rauschzwang« bei kultischen Feiern und – Obacht! – ebenfalls Rauschzwang bei politischen Versammlungen!!!!!!
Genug Ausrufezeichen.
Dann kommt die Christianisierung, und damit wendet sich natürlich das Hopfenblatt. Bier wird nicht mehr zu kultischen Zwecken verwendet, und die Oberschicht beginnt mit der Weintrinkerei. (Schon jetzt dürfte jedem folgende Faustregel aufgegangen sein:

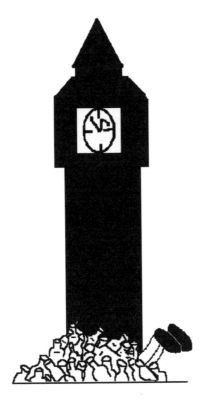

London,
kurz nach der
Erfindung des Gins

Extempore Geschichte

Oberschicht = Wein, Unterschicht = Bier) Nun verhält es sich im Mittelalter aber so, daß die Wasserqualität dermaßen schlecht ist – zumal in den Städten –, daß man besser nur Bier trinkt. Vom Wasser bekommt man Leibschmerzen und den flotten Otto, aber das Bier ernährt obendrein kalorientechnisch seinen Mann. Und nicht nur den: Auch Frau und Kind. Wahrscheinlich heißt das Mittelalter deswegen »finsteres Mittelalter«, weil zu diesem Zeitpunkt jeder vom Säugling bis zum Greis Bier säuft. Immerhin wird für Kinder das Leichtbier erfunden. Aber heller werden sie dadurch bestimmt nicht. Während der Pest kommt es zu einem dramatischen Einbruch in der Getränkewirtschaft, die sich danach wieder rasant berappelt. Das Volk säuft weiter, begeistert vom eigenen Überleben.

Natürlich spielt sich das alles unter der Ägide der Kirche ab: Sie brauen und brauen und beten und brauen.

Für die oberen Dreitausend ist es äußerst praktisch, wenn der Pöbel dumpf und stumpf sein Tagwerk verrichtet. Hauptsache, er verrichtet es. Doch der einfache Mann auf dem Lande braut auch. Und was für ein Zeug! Was der da alles reinbraut! Die letzten Blätter und die merkwürdigsten Kräuter haut er in seinen Sud. Effekt: Er bekommt Hallus. Das finstere Mittelalter ist deswegen randvoll von psychotischen Leuten, die Hexen, Teufel und Engel durcheinander sehen. Damit dieses spirituelle Faß nicht überläuft und es nicht zu unerwünschten klerikalen Nebenwirkungen kommt, wird das REINHEITSGEBOT erlassen.

Die in geordneten Bahnen verlaufende Kräuterfresserei bleibt dem Klerus vorbehalten, und wenn d e r Hallus bekommt, nennt man ihn automatisch »Mystiker«! (säßen heute alle auf einer Geschlossenen und bekämen Haldol.

»Frau von Bingen, Ihre Medikamente!!«)

Dann! Dann! Gottseidank werden Kaffee und Tee erfunden. Somit kann der Normalbürger endlich Wasser zu sich nehmen, ohne gleich sein Magengrimmen in den nächsten Kreuzgang scheißen zu müssen. Und tatsächlich: Mit der Einführung der beliebten

Heißgetränke geht der Alkoholkonsum zurück! Die Reichen trinken natürlich weiterhin ihr Gläschen Wein, das Volk säuft natürlich weiterhin sein Bier, aber die vormals so extreme Getränkelage entschärft sich. Ergebnis: Das finstere Mittelalter geht zu Ende. Mitteleuropa wird langsam etwas heller im Kopf.

19. Jahrhundert. Bier gilt nicht mehr als Grundnahrungsmittel, und damit bildet sich folgender Tagesablauf heraus: Erst die Arbeit, dann das Vergnügen; sprich: Die Feierabendsauferei ist erfunden. Wein ist noch immer für die etwas Betuchteren und gilt nicht als Volksgetränk. Darum schlagen die Romantiker auch so zu: Als Romantiker ist man ja eh was Besseres; außerdem: Ab 1 Promille aufwärts läßt es sich gleich noch mal so wahr, schön und gut romantisieren und herumschwärmen. Manch einer schwärmt sich sogar zu Tode.

Studenten stellen fest, daß die Nachwirkungen eines Besäufnisses sich wie ein Katarrh anfühlen, und launig, wie Studiosi nun mal sind, nennen sie das Ding »Kater«.

Gegen Ende des 19. Jahrhundert tritt einer auf, den es zwar schon seit dem 11. Jahrhundert gibt, der aber nur in Alchimistenkreisen kursierte und ab dem 15. Jahrhundert in Apotheken (oder bei den Reichen) zu finden war: der Branntwein! Da freut sich das Proletariat! Die Trinkgewohnheiten bleiben die alten, aber der Stoff wird härter. Zwar ist es den Herrschenden schon lieb, wenn die Unterdrückten ihr hartes Los dank diverser Promille besser/ruhiger ertragen, aber mit einem Kollektivsuff solchen Ausmaßes, so einer Verwahrlosung und Verelendung hatte niemand gerechnet. Außerdem weiß man ja nicht, was solch wahnwitziger Abusus politisch nach sich ziehen kann. (Anarchie?) »Billig Ballern!« heißt die Devise der Unterprivilegierten, und der Staat weiß sich keinen Rat mehr außer: Das Zeug muß teurer werden! Eine Branntweinsteuer muß her! Doppelter Staatserhalt; irgendein Loch im Staatshaushalt will immer gestopft werden: Mal muß ein neues U-Boot her, mal das Offizierskasino neu tapeziert werden...

Extempore Geschichte

Im Volksmund teilt man den Rausch inzwischen in 1. den GUTEN Rausch, der von Bier und Wein herrührt, und 2. Den SCHLECHTEN Rausch (Branntwein). Die Abstinenzbewegungen kommen in Fahrt. Und zur Jahrhundertwende taucht verschärft der Begriff »Alkoholismus« auf. Es kommt zu »Trinkerheilanstalten«. Dort werden die Mittel »Moralpredigt«, »Zwangsarbeit«, »Religiöse Erziehung«, »Schock« und »Drohungen« therapeutisch angewendet.

Wer im Dritten Reich säuft, gilt als schädlich für die »Rassehygiene«, als »erbminderwertig« und kommt ins KZ und/oder wird zwangssterilisiert. Es sei denn, er hockt in der Chefetage.
Nach dem Krieg – »Wir hatten ja *gar* nichts!« (Und vor allem: Von nichts gewußt! Anm. d. Verf.) – steigt der Pro-Kopf-Konsum wieder an und hält sich seit ca. 1970 auf fast konstantem Level.

3. Es geht ein Entzug nach Nirgendwo

Was mer hat, des hat mer.
Und hat mers net, dann fehlt's aam.
(»Flatsch«)

Entzugserscheinungen gelten laut WHO als ein Indikator für Abhängigkeit. Beim Absenken des Alkoholspiegels stellen sich demnach ein:
Zittern, Brechreiz, Schwitzen, Schlafstörungen, Angst, Unruhe, Schwächegefühle, Verdauungs- und Kreislaufstörungen bis hin zu Delir und Krampfanfällen.

In Entgiftungen hört man immer wieder alte Kempen schwören, noch nie etwas wie eine Schlafstörung gehabt zu haben, geschweige denn einen Flattermann. Das sagen aber meistens Kameraden, die bis dato noch nie ihren Alkoholspiegel abgesenkt haben.

Für den Hobby-Trinker, der sich normalerweise mit einem Aspirin kuriert, klingt »Abbau von Alkohol« erst mal langweilig. Es ist ja auch schön für ihn, wenn er seine Ernüchterung so zwischen Tür und Angel durchziehen kann. Aber im Leben von durchtrainierten Amateuren und Profis ist die Beendigung eines Trinkvorganges eine richtungsweisende Zäsur. Wer kommt wie runter vom Stoff, und vor allem: Wie sieht das Leben danach aus? Rattert mein Zug bereits auf der Suchtschiene, oder kann ich noch abbiegen?

Aber jetzt schauen wir erst mal, was nach Beendigung unserer Alkoholzufuhr so passieren kann. Beginnen wir auch hier auf dem untersten Niveau »Ausnüchtern« und akzeptieren, daß der Entzug laut Fachmann an der Spitze steht. Obwohl auch hier die Definitionsgrenzen so verdammt fließend sind ...

Das Ausnüchtern

Das Entfernen des Alkohols aus dem Organismus bedeutet natürlich Arbeit, aber bei geringen Schwips-Mengen legt der Körper großzügig eine Überstunde ein und der Käse ist gegessen bzw. der Alkohol abgebaut. Der Mensch merkt hauptsächlich, daß seine Stimmung sukzessive zur Nüchternheit zurückkehrt, und dann ist eben Schluß mit Lustig. Allerdings um den Preis einer Mini-Depression (schwarzes Loch, Büffet abgeräumt). Die Mini-Depression kann linear zur Rauschgröße auch schon mal die Dimension einer handfesten Kurz-Depri erreichen. (Und da sie beim Profi noch quälendere Ausmaße annimmt, stellt sie bei ihm – neben den körperlichen Entzugserscheinungen – auch einen Hauptgrund für unverzügliches Nachtanken dar.)
Der sogenannte gesunde, ausgeglichene, psychisch stabile und überhaupt vernünftige Mensch begnügt sich denn auch mit seinem kleinen alkoholischen Trip in die Welt der Lockerheit, des ungeahnten Esprits und der kurzfristigen Fröhlichkeit, reibt sich die Schläfen und wendet sich dann wieder der spröden Tagesordnung zu.

Der Kater

Daß uns nach so einem kleinen Rauschgemenge im Oberstübchen am nächsten Tag der Schädel brummt, ist wohl nicht mehr verwunderlich. Da hat die Leber heldenhaft die Nacht durchgearbeitet und den ganzen Scheiß entsorgt, aber die Nieren z. B. haben

uns durch ihre Ausscheidungs-Orgie dermaßen dehydriert und entmineralisiert, daß unser Herz rumpelt. Der Wasserhaushalt ist so durcheinander, daß uns das Hirn im Schädel spannt, die giftigen Abbauprodukte pochen. Der Leib ist ermattet, die Gliedmaßen matschig. Langsam erholen wir uns vom Kater bzw. von dem alkoholischen Stress, dem wir unseren Körper ausgesetzt haben. Eine Tüte Salzbrezeln, einige Flaschen Wasser, und der Körper ist regeneriert. Die Leber ist ein sehr großzügiges Organ. Die Psyche laboriert kurz an der bereits erwähnten Mini-Depression, und ein Hauch von Weltschmerz mischt sich mit Selbstkritik (»Warum mußte auch noch das Viertele Cabernet rein!«). So nüchtern Amateure aus. Körperlich weisen sie am Tag nach dem Umtrunk keine Entzugserscheinungen auf, sondern höchstens Vergiftungserscheinungen durch die im Zuge das Alk-Abbaus entstandenen giftigen Zwischenprodukte. Daher gelten auch laut WHO erst echte Entzugserscheinungen als offizielles Indiz der Abhängigkeit, nach dem Motto:
Der »gewöhnte« Profi-Körper reagiert mit Entzug, der »ungewöhnte« Körper wie bei einer Lebensmittelvergiftung.

– Aber da haben wir schon wieder eine sehr undeutliche Grenzziehung erreicht: Andere Schulen bezeichnen bereits das Schädelweh des eindeutig un-abhängigen Hobby-Trinkers nach einer moderaten Sause als Entzugserscheinung. Aber mit dieser diffizilen Kleinkrämerei befassen wir uns ausgiebig im Kapitel »Sucht« und handeln im Augenblick lieber weiter unsere groberen Raster ab. –

Der Entzug

Der Fachmann beschreibt den Zustand des sich im Entzug Befindlichen als »entzügig«. Hier unterteilt er in »leicht entzügig« (eine leichte Unruhe, eine leichte Übelkeit, ein leicht verstärktes Schwitzen) bis hin zu »schwerst entzügig« (verheerender Flattermann, Angst, Dauerspeien, völlige Schlaflosigkeit, Entgleisung der Hirnchemie, Krampfanfälle). Der Entzug verfügt über eine große

Palette, vom leichten Tattern bis zum Delirium. So, wie es Profis in allen Schattierungen gibt, so hat auch der Entzug entsprechend gleitende Arbeitsweisen...

Schaun wir uns das Ganze jetzt von Innen an: Durch die Alkoholmenge/Trinkfrequenz hat der Körper des trainierten Amateurs und Profis unter Stress gestanden. Diesen Stress müssen wir uns noch ein mal kurz klarmachen: Einerseits wehrten sich die Organe mit allen Kräften (Leber, Nieren etc.) gegen die giftigen Eindringlinge. Andererseits kamen obendrein aus dem belagerten Oberstübchen widersprüchliche Befehle: Drauf sein! Yippeeeh! Kämpfen! Und: Benebeln! Dämpfen! Da haben die Hallodris ganze Arbeit geleistet: Einerseits brachten sie unser Eingemachtes zum Rebellieren, und andererseits stellten sie das gesamte System per Schlagstock ruhig. Januskopf Alkohol: Er dämpft Stress und erzeugt mit dem Dämpfen größeren Stress.

Mit Trinkschluß und letzter Runde fällt peu à peu die Dämpfung weg, die Betäubung lässt nach, und wir stehen da wie nach einer Operation, unbetäubt in unserem aufgewühlten Körper. Die Nerven liegen blank. Es ist alles zu hell, zu laut und zu schnell. Der Mensch wird nervös und ängstlich. Die Hände zittern. Der Magen will sich entleeren. Orientierung und Koordination müssen sich erst wieder einrenken. Im Oberstübchen werden tote Hirnzellen aus dem Saal gefegt. Beim Haubitzentrinker sichtet das noch immer angeschlagene Über-Ich mit zerstrubbelter Frisur bei einer flüchtigen Kontrolle die ersten Schäden: Da fehlen ganze Dateien im Kurzzeit-Archiv, da hat z.B. das Auge plötzlich ein Veilchen, aber weil das Archiv verwüstet ist, kann niemand mehr sagen, woher das Veilchen eigentlich kommt. Oder warum eine Scheibe Toastbrot im Portemonnaie steckt. Oder wie man nach Hause gekommen ist. Oder wie die Blondine im Bad heißt. Oder man selber. Das Über-Ich schimpft wie ein Rohrspatz (»Warum musste auch noch der Liter Barolo rein! Oder war's Chantré? Oder Domestos?«) und ordnet unverzügliche Wiederherstellung des normalen Stimmungs-Büffets an. Aber während unsere alkoholischen Lustigmacher und Hallodris rausgeworfen werden, trudeln bei Entzug in unserem Oberstübchen nun wieder alle alten Gäste ein, die während der Feier Lokalverbot hatten – und das waren ja vor allem die Trauerklöße und Bangemacher! Die strömen jetzt zuhauf an ihre Stammplätze, bringen gleich noch ein paar neue Kumpels mit, und – schwuppdich! – haben wir schon wieder ein Ungleichgewicht in unserem biochemischen Haushalt!

Dieser Entzugs-Schritt lohnt eine intensivere Begutachtung. Schließen Sie also die Wissenschaftsgurte und halten Sie sich an Ihrem Chemie-Baukasten fest! Wir wiederholen die gerade beschriebenen Vorgänge noch mal unterm Mikroskop:

»Alkohol wirkt hemmend auf glutamaterge synaptische Übertragungsvorgänge. Der erregende Neurotransmitter L-Glutamat ist integraler Bestandteil aller zentralnervösen Schaltkreise. Die Wirkungen von L-Glutamat werden über ionotrope und metabotrope Rezeptoren vermittelt. Beim so genannten NMDA-Rezeptor (N-Methyl-D-Aspartat) handelt es sich um einen durch L-Glutamat aktivierten Ionenkanal, durch den Kalzium in die Nervenzellen einströmen kann. Dieser Membrankanal wird durch Ethanol blockiert.«

Akute Alkoholgabe führt also »zu einer deutlichen Abnahme der neuronalen Erregbarkeit, also zur Sedierung und Erhöhung der Krampfschwelle«. Will sagen: Der Anblick von silbernen Schühchen regt mich unter Alkohol nicht mehr auf, da meine NMDA-Rezeptoren blockiert sind. Diese Art von Abstumpfung aber läßt sich der Körper auf Dauer nicht bieten. Also, was tut er gegen die Abstumpfung, der Drecksack? ER PRODUZIERT NOCH MEHR NMDA-REZEPTOREN, DER ARSCH! Das nennt man HOCHREGULIERUNG. Folge: Ich muß noch mehr saufen, um mich nicht aufregen zu müssen, weil ich noch leichter aufzuregen bin. Und wenn ich plötzlich weniger oder nichts mehr trinke, stehe ich da mit meinem hochregulierten Apparat! Empfindlich wie eine Mimose bei Gewitter! Jeder Katzenpups macht mich fertig! Man muß mir einen Katzenpups nur von Ferne mimisch ANDEUTEN, und schon kriege ich einen Anfall!!! Denn:»Im Alkoholentzug trifft das aus der Präsynapse freigesetzte Glutamat auf eine vermehrte Zahl an Rezeptoren, d. h., nach einer synaptischen Aktivierung strömt vergleichsweise mehr Kalzium in das Effektorneuron.« Dies wiederum löst diverse Kettenreaktionen aus,»... die unter Umständen (z. B. wiederholte Entzüge) zum Zelltod führen können ... Verschärft wird diese Situation dadurch, daß in vielen Hirnregionen im Entzug übernormal große Mengen an Glutamat freigesetzt werden.« Das Imperium des Gleichgewichts schlägt überstimulierend zurück! Und ich muß sehr gereizt auf besseres Wetter warten bzw. darauf, daß sich die Anzahl meiner NMDA-Rezeptoren wieder normalisiert. Und als wenn das nicht schon reichen würde:»Die Zahl der spannungsabhängigen Kalzium-Kanäle vom L-Typ nimmt durch die chronische Alkoholeinnahme zu und ist während des Entzugs ebenfalls erhöht.« Ich kann Ihnen jetzt zwar nicht aus dem Stand erklären, was genau ein Kalziumkanal vom L-Typ ist, aber die grobe Marschrichtung dürfte uns allen klar sein... (Siehe daher auch:»Professionelle Entgiftung«) Und damit mir hier niemand umkippt, heben wir uns die nähere Betrachtung des dopaminergen mesolimbisch-mesocortikalen Belohnungssystems unter besonderer Berücksichtigung seiner Modulation durch einen serotonergen Input für später auf.

Und wie siehts beim **niedrigdosierten Spiegeltrinker** mit dem Entzug aus? Der hat doch nie so richtig über die Stränge geschlagen; der hatte in seinem Leben vielleicht sogar noch nicht mal auch nur *einen* Rausch! Das befand sich doch alles immer in einem moderaten Trink-Rahmen!
Nun, der Spiegeltrinkerkörper ist mit dem Abbau der gewohnten Dosis gar nicht einverstanden. Er bekommt Schiß. Und zwar großen. Er verlangt nach seinem gewohnten Deputat. Dieses Deputat variiert von Mensch zu Mensch: Das reicht von der sprichwörtlichen Oma, die dauerhaft ihren lumpigen Fingerhut Sherry trinkt, über den Dachdecker, der erst ab 1,9 auf seinen First kommt, bis

hin zur sprichwörtlichen Hausfrau mit ihrem morgendlichen Mittags- und Abendpiccolo.
Spiegeltrinker sorgen dafür, daß ihr System gleichbleibend versorgt wird. Das reicht ihnen aus, mehr muß nicht sein, und deswegen können sie jahrelang sozial unauffällig ihren Verrichtungen nachkommen. Wenn sie nun durch einen dummen Zufall (plötzlicher Krankenhausaufenthalt, Feststecken in einer verschneiten Berghütte ohne Bar ...) von ihrem Minimum abgeschnitten werden ... Nehmen wir Oma Meume, die täglich ihren Klosterfrau trinkt. Nun bricht sich Oma den Oberschenkelhals, kommt ins Krankenhaus – und dort wird nicht schlecht gestaunt, wenn Oma plötzlich voll auf Turkey ist. Man fragt: »Omama, trinken Sie etwa?« Und dann muß der Krankenhausseelsorger gerufen werden, um Oma Meume schonend beizubringen, daß sie drogenabhängig ist.

Delir und Krampf

Die größten anzunehmenden Unfälle im Zuge des Entzuges.
Wer bis jetzt geglaubt hat, daß es beim Alkoholismus ausschließlich linear, stetig und absehbar zugeht, der muß jetzt sehr tapfer sein: Das stimmt nicht. In der wundersamen Welt des Alkoholismus kann es mitunter auch überraschend ruckhaft zugehen. Das macht der Alk wahrscheinlich absichtlich, um zu beweisen, daß er sich letztlich nicht *jedem* hergelaufenen Naturgesetz beugt. Sicher, er bietet uns eine gewisse Berechenbarkeit in Verlauf und Folgeerscheinung an, aber genausoviel Ausnahmeerscheinung. Demgemäß kommen Delir oder Krampf nicht nur im Endstadium eines Schwersttrinkers vor, der bereits zigmal entzogen und die goldene AOK-Plakette für die 1000ste Entgiftung in der Tasche hat – nein, auch Niedrigdosierte kann es erwischen! Niemand ist gefeit! Meine Gewährspsychiaterin berichtete mir von einer jungen Frau, die jeden Tag drei Dosen Bier trank und mit 26 Jahren an einem Krampfanfall starb. Es scheint eine Frage der genetischen Konstitution zu sein, ob und wo es einen ereilt.

Als Gefahrenquelle und Schreckgespenst Nummer 1 beim Entgiften gilt der epileptoide Krampfanfall.

Wir haben vorhin gelesen, daß die dauerhafte Sedierung zu einer künstlichen Erhöhung der Krampfschwelle führt. Sedierung fällt plötzlich weg – Erregbarkeit erhöht sich enorm – Krampfschwelle sinkt.

Und das sieht in natura so aus: Stellen wir uns eine ganz normale Reizübertragung in einem scheckheftgepflegten Oberstübchen vor: Die Transmitter transmitten, Reize werden weitergeleitet, kommen an, werden verarbeitet, Reaktion erfolgt. Alles im grünen Bereich. Der Mensch sieht beispielsweise einen Schuh, die Information wird weitergeleitet, der Mensch denkt: »Ach, ein Schuh.« Und das war's.

So.

Und jetzt dagegen *mein* Oberstübchen im Entzug. Erst saufe ich tagelang, meine Reizleitungen sind sediert, meine Krampfschwelle ist erhöht. Silberne Schuhe gehen mir am Arsch vorbei. Plötzlich stelle ich das Trinken ein. Meine Leitungen werden übernervös, meine Krampfschwelle sinkt. Plötzlich, wie aus dem Nichts: ein silbernes Schühchen!

Was glauben Sie, was da passiert! Was da los ist! Wie da die übernervösen Leitungen die Information »Silberschuh!« durch meine Rübe feuern! Das gibt eine richtiggehende Entladung, eine Explosion von Silberschuh! Und *das* bei meiner gerade drastisch gesenkten Krampfschwelle! Das Ende vom Lied: ein Krampf! Ein epileptischer Anfall! Was glauben Sie, wie das in meinem EEG aussehen würde! Vormals ebenmäßige Alpha, Beta, Gamma, Delta-Wellen, und jetzt haut mir diese eine Information in meine Leitungen wie ein Preßlufthammer!

Der Krampf äußert sich dann so, wie ein Krampf halt ist. Hat jeder bestimmt schon mal im Film gesehen. Klaro kann der Mensch daran sterben. Beim Alkoholentzug ist die Krampfanfälligkeit vor allem während der ersten Tage der Nüchternheit erhöht. Und dies ist ein Grund, warum man bei einer Entgiftung während der ersten

Normales EEG
(aus dem Gedächtnis)

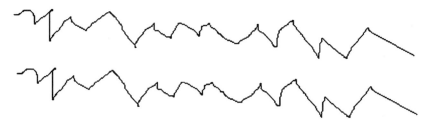

Krampfartiges EEG
(erst recht aus dem Gedächtnis)

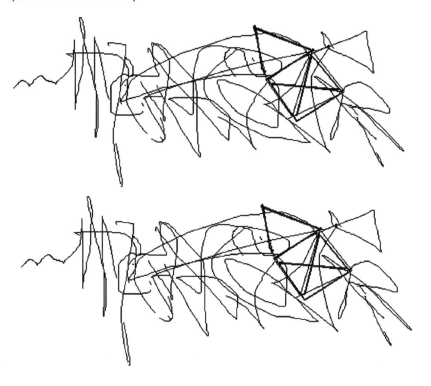

Zeit die Station nicht verlassen darf! Früher mußten manche Patienten sogar einen Holzkeil am Halsband mit sich führen, den man ihnen im Anfalls-Falle sofort in den Mund schieben konnte, damit sie sich nicht die Zunge abbeißen. In manchen Entgiftungshäusern darf man in den ersten Zeiten die Station auch nur in Begleitung von mindestens zwei Mitpatienten verlassen. Damit, falls der eine krampft, einer danebensteht und der andere Hilfe holt. Denn als Laie sollte man sich in einen Anfall nicht einmischen. Wegen Verletzungsgefahr der eigenen Person. Krampfende entwickeln Bärenkräfte und haben nicht umsonst nach dem Krampf einen Ganzkörpermuskelkater.

Die Krampfgefahr ist denn auch einer der Gründe, meine lieben murrenden Mitpatienten, daß in anständigen Entgiftungsstationen der Fernsehkonsum entweder stark reduziert oder ganz verboten ist. Weil man festgestellt hat, daß die Flimmerei ebenfalls eine Wirkung auf das krampfbereite Hirn hat.

So. Und wie gesagt: Man muß nicht gesoffen haben wie Falstaff, um einen Krampf zu bekommen. Krampf ist für alle da!

Genau so verhält es sich auch mit dem Delir. Die schnöden Fakten des Delirs lauten: kurzdauernder, aber oft lebensbedrohlicher Zustand der Bewusstseinstrübung mit lebhaften Halluzinationen, Angst, Unruhe und/oder Wahnvorstellungen.

Tritt meist 3–4 Tage nach Absetzen des Alkohols auf. Physiologisch ist noch nicht geklärt, wie es genau zum Delir kommt. Man vermutet, daß sich im Oberstübchen folgendes abspielt: Die Schankstube ist brechend voll mit hochregulierten Rezeptoren, die auf ihre Bestellung (den Alk) warten.

Der kommt nicht. Was dagegen ständig reinkommt, sind Informationen. Es wird aus allen Info-Rohren geschossen: Die Sinnesorgane melden, die Archive werden geöffnet, das Über-Ich erstickt an Informationsmaterial, während in der Schankstube die Rezeptoren damit drohen, den Laden auseinanderzunehmen. Das hysterische Über-Ich wirft ihnen also – damit sie Ruhe geben – alles vorhandene Material zum Fraß vor.

Alle raffen an sich, was eigentlich woanders hingehört. Es kommt zu Falschmeldungen, Gerüchten und Panikmache. Wie in einer Presseagentur, die schlagartig von Kriegsberichten aus aller Welt überflutet wird. Die Börse crasht (Kreislaufkollaps). Das in sich geschlossene System von Wahrnehmung und Logik mutiert zu

einem System des logischen Wahns. Halluzination, Verfolgungswahn, erlebter Albtraum.
Verzeihen Sie, wenn ich hier nicht ausführlicher werde. Das entsetzliche Ausmaß eines Delirs, seine traumatische Innenansicht zu beschreiben würde diesen Rahmen sprengen.
Die gute Nachricht: Ein Delir ist ruckzuck mit etwas Haldol zu beheben. Die schlechte Nachricht: Sie landen wahrscheinlich auf der Geschlossenen.
Die schlechteste Nachricht: Wenn Haldol nicht anschlägt, haben Sie sich wahrscheinlich eine Psychose angesoffen, d. h., die Hallus bleiben Ihnen dauerhaft auf den Fersen. Das ist schwer therapierbar. Die halbgute Nachricht für Alkoholiker: Dieses chronische Malheur trifft wesentlich häufiger Konsumenten von Pillen, Pilzen und Cannabis.

Extempore Fusel

Wenn Sie die Wahl haben zwischen einem Kübel ukrainischem Kartoffelschnaps und einem Kübel Veuve Clicquot – zu welchem Kübel greifen Sie wohl? Der Drink lebt eben nicht nur von seiner Prozentzahl allein, sondern von Zusammensetzung, Herstellungsart etc. Entsprechend unterschiedlich ist die Wirkung verschiedener Getränke auf Körper und Geist. Gastwirte berichten, daß sich friedlich-dumpfe Biertische nach spontanem Ausschank von Slibovitz sinistrer Herkunft regelmäßig in Keilereien stürzten. Daß »bunte« Drinks den Menschen unberechenbar und närrisch machen, während er durch »klare« lahm und handzahm wird.
Beispiel Fuselöle: Das ist die Bezeichnung für mittlere oder höhere Alkohole wie Amyl, Butanol, Propanol. Das Zeug ist giftiger und bleibt länger im Körper als Ethanol. Ergebnis: Schädelweh, Nerven blank, Hirn blöd. Wie bei den Junkies: Wer sich Premium-Stoff leisten kann, hält körperlich etwas länger durch als die Konsumenten von gestrecktem Scheißdreck.

Was tun bei Entzug?

Wir haben uns nun allen Warnungen unserer Ärzte und Eltern zum Trotz in einen Entzug getrunken. Was weiter?

Während unser erschöpfter und aufgewühlter Körper also übel dran ist, haben wir um 9 Uhr einen Termin. Was tun? Und genau jetzt sind wir an dem Punkt, den ich als richtungweisende Zäsur bezeichnete. Hier trennt sich die Spreu vom Weizen und der Amateur vom Profi:
Der verkaterte Amateur schickt sich bekanntlich traurig, beschämt und betroffen in den Kater, zieht jammernd seinen Stiefel durch, erwartet die zügige Beruhigung seines aufgedrehten Körpers, hält sich während des 9-Uhr-Termins den Kopf und lutscht dabei Fisherman's Friends. Und schwört sich ewige Abstinenz. Jedenfalls bis zum nächsten Umtrunk, an dem er nur unter Vorbehalt und umsichtig teilnehmen wird. Oder es ganz sein läßt.

Der entzügige Profi hingegen befindet sich am Scheideweg, denn mit einem zügigen Systemausgleich kann er bei seinem bereits versauten Stoffwechsel nicht mehr rechnen. Im Gegenteil: Der leicht entzügige Profi muß mit dem Entzug rechnen, der schwer entzügige mit dem Schlimmsten, nämlich dem schweren Entzug. Willkommen in der Chronifizierung! Welche Wege gibt es denn da zur Linderung unseres Zustandes?

Methode »Überbrückung«

Diese Methode eignet sich für den leicht entzügigen Profi, dem die Alk-Affen noch nicht sooo auf der Nase herumtanzen, als daß er sie nicht wenigstens kurzfristig im Zaume halten könnte. Er kann versuchen, den Tag rumzuheben, bis er dem quäkenden Affen in seinem Inneren wieder ungestraft Zucker geben darf. Da kann es schon mal zu schlechter Laune und heftigen Verstimmungen kommen!

Überbrückungshilfe bietet hierbei gerne auch der Restalkohol. Hat sich der berufstätige Profi nachts ordentlich genug die Kante gegeben, kann er wenigstens einen Teil des Tages unauffällig bewältigen. Getragen von der sanften Welle des Restalkohols muddelt er sich durch seinen Job und sehnt sich nach dem Erleichterungshieb am Nachmittag/Abend. Das sind die Leute, die PUNKT X alles stehen und liegen lassen. Überraschende Überstunden wären ihr Ruin. Als Freischaffender mit ihnen zu arbeiten macht keinen Spaß. Denn kaum ist man im besten Arbeits-Flow, klingelt ihre innere Bier-Uhr und sie müssen weg. Wenn man murrt, beschimpfen sie einen als Streber.

Ist der Restalkohol allerdings noch während der Arbeit abgebaut, muß der Profi das Flattern und die Schweißperlen verbergen oder heimlich einen zur Stärkung nehmen. Perfekt aus dem Schneider ist er natürlich, wenn Frau Kröger schon wieder Beförderung feiert! Da kann er wegen der Kollektivfahne auf die Fishermen's verzichten und die Notvorräte aus Schreibtisch/Spind/Aktentasche bleiben unangetastet!

Falls gerade keine Beförderung ansteht, muß er halt hinter dem Vorhang, im Erfrischungsraum oder auf der Toilette einen nehmen.

Es ist erstaunlich, wie viele Überbrücker jahrelang im sozialen Leben das Bild eines brav trinkenden Bürgers abgeben können. Da werden ganze Tagesabläufe um die Alkoholaufnahme herumdrapiert. Da werden Trinksysteme ausgetüftelt (»Nur noch am Wochenende«) und Ausreden erfunden, um diese Systeme dann nicht einhalten zu müssen. Der Themenkreis Verleugnung, Lüge & Ausrede ist so gewaltig und hat schon so viele Ärzte, Therapeuten & Angehörige in die Knie gezwungen, daß wir ihm ein späteres Kapitel widmen werden.

Ein Charakteristikum des Überbrückers ist übrigens sein uferloses Gelaber über seine offenbar uferlose Arbeit. Glauben Sie ihm kein Wort. Während er Ihnen den Eindruck vermittelt, er schufte in

Was tun bei Entzug?   63

einem Gulag und schmeiße den Laden praktisch alleine, ist die zweite Abmahnung schon raus.

Dabei lügt er noch nicht einmal wissentlich, denn er rackert tatsächlich mehr als seine »gesunden« Kollegen. Diese Mehrfachbelastung: Stundenlang den drohenden Turkey verheimlichen, die Konzentrationsstörungen vertuschen, das Zittern überspielen, die Gedanken an den Feierabend wegdrücken, die eine Hirnhälfte noch im Entzug, die andere schon in der Kneipe – nur ein Übermensch kommt dabei auch noch zum Arbeiten!

In eigener Sache
Selbstverständlich trifft man auch unter »Gesunden« auf notorische Jammerlappen. Nicht jeder, der stundenlang (sic!) von Überlastung (sic! sic!) greint, ist gleich ein Profi. Ja, ja, ja. Es gibt auch un-abhängige Arbeiterdarsteller. Aber eine Analyse ihrer Meise würde unseren Rahmen sprengen. Und ich hab ja auch nur zwei Hände. Und eine Menge um die Ohren. Und bin auch nicht aus Kruppstahl…
Ich kann jetzt – weiß Gott – wirklich nicht auch noch das Überforderungs-Syndrom von selbsternannten »Helden der Arbeit« analysieren, die sich eh nur verzetteln! Echt nicht! Da müßte ich ja gleich wieder z. B. einen Querverweis einbauen, daß Überforderungs-Gefühle in der Liste der Trinkmotive obenan stehen! Und den Punkt »Trinkmotive« hatte ich für einen anderen Abschnitt eingeplant!…
Ich will ja nicht jammern, aber das KOMPLIZIERTE an diesem Buch ist das TIMING! Da stehe ich vor einer abartig multidimensionalen Faktenfülle und weiß manchmal nicht, WO ich WAS extensiv erwähne oder WO ich es intensiv beschreibe oder was ich ganz weglassen soll!…
Sie machen sich ja keinen Begriff! Während die Nachbarn schon »Tatort« gucken, hocke ich noch über meinen Büchern! Die Nachbarn fahren in Urlaub – ich in die Bücherei! Die Nachbarn grillen auf dem Balkon – ich schmore am Schreibtisch…

Die Methode »Überbrückung« wählen – meiner Meinung nach – ca. 90% aller (noch) berufstätigen Profis. Dies würde auch die Zustände in unserem Service-Leistungs-Behördenparadies erklären. Jährlich beläuft sich der Schaden durch alkoholbedingte Fehlzeiten auf geschätzte 15 Mio. Euro. Wie viele Millionen von arbeitenden Überbrückern in den Sand gesetzt werden, ist statistisch nicht erfaßt. Naja. Die gute Nachricht: Die Alkoholsteuer spielt ca. 3,5 Milliarden Euro pro Jahr ein. Schlecht: Der Volkswirtschaftliche Schaden durch alkoholbedingte Krankheiten/Todesfälle wird auf 20,6 Mrd. Euro geschätzt.

Methode »Nachtanken«

Diese Methode muß der hochgedrehte Profi anwenden, der zur Überbrückung kaum noch fähig ist. Er muß dem ersten Impuls folgen und sofort nachtanken. Das sieht in der Realität etwa so aus: Der Profi hat kaum die Augen aufgeschlagen, da ist ihm auch schon jesusmäßig übel. Wie entgehe ich dem schlimmsten aller Zustände? Dem höllischen, quälenden, vernichtenden Satan schwerer Entzug? Wie zum Teufel bringe ich bloß meine Schrauben zum Stillstand? Da hilft keine Ablenkung, kein gutes Buch und keine schlechte Soap. Da hilft keine Runde um den Block, kein Kirchgang und kein Rasenmähen. Manch einer denkt an Suizid, damit die Maschinerie endgültig zum Stillstand kommt. Doch die Motoren brüllen unaufhaltsam weiter. Was tun? Er kann nicht mehr. Er will nicht mehr. Er leidet wie ein Hund. Nun steht ihm noch nicht einmal der Sinn nach einem neuen Rausch, sondern primär nach Besserung des Gesamtzustandes. Er will nur sein aufgebrachtes System beruhigen, und hierfür empfiehlt sich traditionell ein großer Schluck. Der Profi würgt also unter Würgen etwas »Medizin« runter, und es tritt – falls der Magen sie bei sich behält – Entspannung ein. Die Gefahr: Jetzt noch ein paar Schlucke mehr, und es tauchen sogar die alten Stimmungskanonen wieder auf!

Was tun bei Entzug?

Bleibt der Profi in diesem Moment am Ball, läßt er den Tag komplett ausfallen. Beim berufstätigen Profi heißt es dann im Betrieb: Der X hat schon wieder »Grippe«. (Künstler haben es vornehmer: Sie sind dann »indisponiert«.)

Methode »Vollprofi«

Beim fortgeschrittenen Profi ist die erste Alk-Aufnahme ein Drama in den Akten Beschaffung und Einnahme der Medizin. Erster Akt: Aufwachen. Daraufhin: Ich will und kann nicht mehr. Ich benötige sofortige Seelsorge für Körper und Restgeist. Habe ich noch Stoff im Hause? Wenn ja: Rein damit. Wenn nicht: Wo bekomme ich den jetzt her? Wie spät ist es überhaupt? Haben die Geschäfte geöffnet? Oder ist Feiertag? Wie schaffe ich den Weg zur Tanke?

Zweiter Akt: Die zitternden Hände, die das erste Glas umklammern, erreichen kaum den Schlund in dem ebenfalls zitternden Kopf. Aber was muß, das muß. Der Druck ist stark, aber der Magen schwach. In hohem Bogen verläßt der Drink wieder den Körper. Schade um den guten Stoff. Weitermachen. Nächster Versuch. Irgend etwas muß doch drin bleiben. Obwohl schon allein das Odeur des Drinks den Magen kreiseln läßt. Also mischen. Wodka-Cola. Hattrick-Apfelsaft. In den Entgiftungen hört man von überirdischen Cocktails. Dann endlich: Die hochregulierten Spannungsmacher im Hirnkästchen beruhigen sich wieder. Das System wirkt kurzfristig ausgeglichen, als wäre es auf Normal-Null. Das ist *die* Gelegenheit, sich wieder wegzutrinken. Wegtrinken, schlafen. Schlafen, sterben. Aufwachen. Alles auf Anfang. Habe ich noch Stoff im Hause? Wie spät ist es überhaupt?

Der komplette Ausstieg

Es gibt viele Beispiele von Menschen, die sich in das Profi-Lager hochgetrunken hatten, die Profi-Karriere mit allem Drum und Dran durchlebten und von einem Tag auf den anderen beschlossen, daß es nun ein Ende mit diesem verkorksten Leben haben müsse. Auslöser für diesen Entschluß können einschneidende Großereignisse sein (Unfall, Trennung, akute Schmerzen), aber auch kleine Begebenheiten (Nebensätze, Anblicke) können den Kohl fett machen. Und Trinker, die vormals Flasche um Flasche an den Hals setzten, räumen plötzlich zitternd ihre Wohnung auf und werfen die Überreste ihres alten Lebens in einen Glascontainer, wie ein Krüppel in Lourdes seine Krücken wegwirft, und rufen: Halleluja! Ich kann wieder leben! Das kommt vor, genauer gesagt: Das kommt jeden Tag mindestens 1000mal vor, denn nicht jeder trägt die Euphorie des Neubeginns auch über die nächsten Tage und Wochen. Nur einige Auserwählte sind denn auch von Stund' an tatsächlich erlöst – das nennt der Fachmann SPONTANREMISSION. Wer den Ausstiegsprozeß in Eigeninitative durchziehen will, macht sich auf die Socken und sucht Unterstützung bei Selbsthilfegruppen, noch vorhandenen Freunden, neuen Lebenskonzepten. Der Fachmann nennt das »Autoremission«, »Selbstheilung«, »natürlicher Ausstiegsprozeß« oder »Herauswachsen aus der Sucht« (maturing out). Die Statistiken über Trinker, die ohne professionelle Hilfe ihre Trinkerkarriere beendet haben, sind zwar löchrig, sollten aber trotzdem Mut machen: Es ist möglich! Es findet statt! Und nicht zu knapp!

Für andere Ausstiegsbereite haben Gott der Herr und die Rentenversicherer die 4 monatige »Entwöhnungstherapie« erschaffen. Um dem Entgifteten in einer Langzeittherapie eine Basis zu basteln.

Wer den Ausstieg aus seinem aktuellen Sauf-Rhythmus nicht mehr aus eigenen Kräften schafft, weil ihm der umgekippte Körper zu viele Streiche spielt, muß in toto entgiften.

Was tun bei Entzug?

Das Problem hierbei: So einen Profi-Körper entgiftet man nicht mehr mit Aspirin und Heringsdip. Ein Profisportler setzt sich nach einem 40-Kilometer-Lauf ja auch nicht umgehend aufs Sofa und frißt Konfekt. Ein Profi muß professionell entgiftet werden. Denn ein Entzug kann gefährlicher sein als ein 5-Promille-Marsch über einen Autobahnzubringer (s.a. Delir, Krampfanfälle, Kollaps). Und daher haben Gott der Herr und die Krankenkassen die »Entgiftungs-Station« erschaffen.

Bevor wir in die Entgiftung hineinschnuppern und uns in die sumpfigen Grauzonen der Psychologie begeben, erledigen wir der Ordnung halber noch den somatischen Rest.

Achtung, jetzt wird es internistisch und psychiatrisch. Wer kein Blut sehen kann...

Infos über körperliche und geistige Folgeschäden

Manche Leute trinken so lange
auf die Gesundheit anderer,
bis sie ihre eigene ruiniert haben.
(Heinz Schenk)

Mit unserem Schnelldiagnose-Buch für die ganze Familie (7,99 Euro, Tchibo) kommen wir nicht weit; das reicht gerade mal bis zur Fettleber. Als ich vor der Aufgabe stand, die möglichen Nebenwirkungen des Trinkens aufzulisten, wurde mir kurzfristig schwarz vor Augen (episodische Visuseinschränkung bilateral). Denn es gibt eigentlich keinen Teil des Körpers, den man mit Hilfe von Alkohol nicht in Schutt und Asche legen könnte. Er kann sogar die Frisur verändern! Jawoll! Indem er z.B. in Produktion und Abbau der Sexualhormone eingreift, die wiederum so nebenbei auch für die Behaarung zuständig sind! Und so geht die Liste weiter und weiter, aber da ich den Pschyrembel nicht neu schreiben will, folgt hier die Top Ten der Schäden, beginnend mit dem **Trinkergekröse.**

Die Leber

Unsere heroische **Leber** macht sehr lange den alkoholischen Schabernack mit. Ja, wenn es nicht so unpassend wäre, könnte man sie als »den Party-Löwen unter den Organen« bezeichnen. Dabei hat sie auch ohne Alkohol den lieben langen Tag genug zu tun: Wir erinnern uns an den Metabolismus und unseren inneren Wertstoffhof. In der Leber ist rund um die Uhr die Hölle los, deswegen hat sie ein riesiges An-und Abfahrtssystem und ist neben dem Gehirn das am besten durchblutete Organ mit höchstem Energieumsatz. Sie wiegt im Normzustand eindrucksvolle anderthalb Kilo. Der 24-Stunden-Plan der Leber beeinhaltet u. a.: Speicherung von Vitaminen, Kohlenhydraten und Fetten, Entgiftung bzw. Entsorgung von Giften, Bildung der Galle, Eiweiß-, Kohlenhydrat und Fettstoffwechsel – von der Leberarbeit sind alle abhängig: das Immunsystem und die Fingernägel; der Große Onkel und der Hormonhaushalt ebenso wie das Oberstübchen und also auch die Gemütsverfassung.

Dauert der alkoholische Schabernack an, geht die Leber sukzessive in die Knie. (Weil die Leber so eine Roßnatur ist, signalisiert sie nie Schmerzen. Ein Grund dafür, daß ihre Erkrankung meist eher zufällig oder sehr spät festgestellt wird.)

Wegen Überarbeitung wird zunächst der Abtransport von Fett vernachlässigt. Das Fett bleibt liegen und stapelt sich zwischen den Leberzellen. Ergebnis: **Leberschwellung,** dann **Fettleber.** Eine Fettleber kann man sich auch durch Vergiftung mit Medikamenten/ Chemikalien (Cola-Spiritus-Cocktail) und kohlenhydratreicher Fettfresserei zuziehen. Symptome: leichtes Druck- und Völlegefühl im rechten Oberbauch, Antriebslosigkeit, Leistungsminderung. Vorkommen: bei 90% aller Trinker. Läßt man eine Fettleber in Ruhe, trägt sie die eingelagerten Fett-Tröpfchen wieder ab.

Läßt man sie nicht in Ruhe, kann die nächste Stufe der Lebererkrankungen (Hepatopathien) zünden, die **Alkoholhepatitis**. Diese Leberentzündung gibt es in den Modellen Akut, Persistierend (hartnäckig) und Chronisch.

Allen gemein ist das Absterben von Leberzellen. Bei der Akuten beträgt die Mortalität ca. 30%. Bei Abstinenz überleben 80% der Akuten die nächsten 7 Jahre (»7-Jahre-Überlebensrate«). Ohne Abstinenz ist es nur noch ein Katzensprung in die nächsten Entzündungs-Stadien und die Zirrhose.

Symptome einer Alkoholhepatitis: Oberbauchschmerzen, Appetitlosigkeit, Übelkeit/Erbrechen, Gelbsucht, Fieber, Schläfrigkeit.

Die berühmten Leberwerte kommen durch Enzymdiagnostik zustande: In Blut und Urin kann man nachlesen, welche Enzyme in welcher Mannschaftsstärke unterwegs sind. Je mehr Jungs unterwegs sind, desto höher der Wert.
Die Jungs tragen solche Namen wie ALT, AST, LDH; der berühmteste unter ihnen heißt Gamma-GT.
Beim Blutalkoholtest dagegen bestimmt die aktuelle Ansammlung unserer alten Bekannten ADH, ob wir den Lappen behalten dürfen.
Hohe Leberwerte & Alkoholismus gehören nicht unbedingt zusammen. Je nach Konstitution können Profis sogar undramatische Leberwerte zeigen, während z. B. das Hirn schon an die Wand gefahren ist. Die Hauptangriffsflächen des Alkohols variieren halt von Trinker zu Trinker: Bei dem einen geht's voll auf's Herz, bei dem anderen voll auf die Bauchspeicheldrüse. Der eine wird blöd, der andere gelb...

Bei einer **Zirrhose** sterben die Leberzellen in Massen ab, an ihrer Stelle bilden sich Narben, Knötchen, funktionsloses Bindegewebe, die Leber wird klein und knubbelig. Die Folgen:
1.) Das Blut kann nicht mehr ungehindert in den alten Bahnen fließen und staut sich, anstatt von der Pfortader durch die Leber hindurch ins Herz abzufließen, nach hinten bzw. oben zurück. Das heißt dann **Pfortaderhochdruck**. Zum Druckausgleich sucht das

Blut andere Wege und drückt sich in umliegende, abwegige Gefäße, am liebsten in die Venen der Speiseröhre. Die Speiseröhre entwickelt darob pralle Krampfadern (**Ösophagus-Varizen**). Wenn *die* einreißen, dann Halleluja und literweises Erbrechen von Blut. Da es wegen des Leberzustandes und reduzierten Stoffwechsels auch mit der Blutgerinnung hapert, kommt es gleich im Schwall. Es kann aber auch lautlos in den Magen sickern. Wenn man Glück hat, ist zufällig ein Arzt mit Endoskopie-Besteck in der Nähe und lötet die Löcher zu.

2.) Durch den Hochdruck wird freie Flüssigkeit (seröse Flüssigkeit, Galle) in den freien Bauchraum gepreßt. Der Bauchumfang nimmt zu; das nennt man dann **Aszites** (Bauchwassersucht). Wenn Sie sich vor Ekel schütteln möchten, schlagen Sie bitte unter Aszites in Ihrem Pschyrembel nach. Dort müßte sich ein OP-Photo befinden: eröffneter Bauchraum mit freiem Blick auf Gekröse in gelber Suppe. Da kann Stephen King einpacken. Der Arzt punktiert, legt eine Drainage und läßt den Patienten-Bauch austräufeln.

3.) Zurück zum Wertstoffhof. Hier wird nur noch auf Notstrom gearbeitet. Das bedeutet für den Restkörper: Engpässe in der Versorgung mit Mineralien und Vitaminen, Schlamperei bei Ab- und Umbau der Eiweiße, Kohlenhydrate und Fette, der Materialmangel zieht einen Rattenschwanz von Kollateralschäden nach sich, z. B. im Hormonhaushalt: Bei Männern kommt das Testosteron unter die Räder, das Östrogen nimmt Überhand und dem Herrn schrumpfen die Hoden; als Ersatz dafür bekommt er Brust (**Gynäkomastie**). Mit Libido und Erektion ist eh schon lange Schluß. Den Frauen verhagelt es den Menstruationszyklus und ebenfalls das Sexual. Manchen auch die Erektion: frau kriegt keinen mehr hoch.

4.) Da die Entgiftungsfunktion eingeschränkt ist, wandern giftige Substanzen wie Ammoniak (fällt beim Abbau von Proteinen an, wird normalerweise in der Leber entschärft) unbehelligt durch den Körper ins Oberstübchen und giften sich dort aus (**hepatische**

Enzephalopathie). Folge: Konzentrationsstörungen, Verschlechterung des Kurzzeitgedächtnisses, Einschränkung des logischen Denkens bis hin zu Bewußtlosigkeit und Koma.

Bei entsprechendem Leberstatus muß also kein Alkohol mehr zugeführt werden, um Gift ins Oberstübchen zu transportieren. Die Vergiftung ist inzwischen hausmacher Art. Volksmund: »Ballaballa ohne Ballern«.

Die Zirrhose gibt es in den Modellen Kompensiert und Dekompensiert.

Kompensierte Leberzirrhose:
Es wird noch ausreichend entgiftet, keine hepatische Enzephalopathie, kein Aszites. Der Mensch, der eine Zirrhose spazierenführt, wirkt oft gesund und munter.

Dekompensierte Leberzirrhose:
Gelbsucht, Mangel an Gerinnungsfaktoren, Aszites, Pfortaderstauung, hepatische Enzephalopathie, fortschreitende Verschlechterung. Blutung der Ösophagusvarizen (häufigste Todesursache).
Die Zirrhose ist nicht mehr heilbar, bestenfalls zu stoppen.

Die Bauchspeicheldrüse (Pankreas)

Ist die Leber der Party-Löwe unter den Organen, dann ist das Pankreas die graue Eminenz. Ist bloß bis zu 20 cm lang, wiegt eindruckslose 80 Gramm, hat dafür aber entscheidende Aufgaben: 1. Es bringt eine wesentliche Menge scharfer Verdauungsenzyme ins Rennen, und 2. beherbergt es die Langerhans-Inseln – die wiederum bilden u. a. das blutzuckersenkende und nach den Inseln benannte Hormon Insulin! Wer da nicht gleich zu Recht an Diabetes denkt ...

Für eine alkoholbedingte Entzündung des Pankreas (**Pankreatitis**) muß man lange arbeiten bzw. trinken. Entscheidend ist hier nicht die Art des Alkohols, sondern die absolute Menge. Ab 20 Gramm täglich steigt das Risiko, ab 80 Gramm täglich haben Männer nach

17 Jahren, Frauen nach 10 Jahren die chronische Pankreatitis so gut wie in der Tasche.
Die Pankreatitis gibt es in den Modellen Akut und Chronisch; die dritte Stufe wäre die Pankreasinsuffizienz.

> Der berühmteste Pankreas-Patient ist wohl Prinz Ernst August von H., der Gatte Carolinens. Durch BILD erfuhr die breitere Öffentlichkeit zum ersten Mal von einem Zusammenhang zwischen ALK und Bauchspeicheldrüse. Daher plädiere ich für eine Umbenennung in **Prinzen-Drüse**, wahlweise Ernst-August-Drüse. Dies würde das stiefmütterlich behandelte Pankreas endlich ins Volksbewußtsein heben wie z. B. den Franz-Josef-Strauß-Flughafen oder den Rhein-Main-Donau-Kanal.

Der Werdegang der Pankreatitis erinnert an die Leberzirrhose: Absterben von Zellen, Verwüstung des Gangsystems, dadurch unbrauchbare Verdauungsarbeit. Insulinmangel, dadurch Diabetes mellitus.

Bei der Akuten leitet die Ernst-August-Drüse die scharfgemachten Verdauungsenzyme nicht mehr weiter, sondern setzt sie schon im eigenen Hause frei. Ergebnis: Die Drüse beginnt sich selbst und ihre nähere Umgebung zu verdauen. Im Frühstadium bemerkt man wiederholte Oberbauchschmerzen. Beim akuten Schub heftiger, andauernder Oberbauchschmerz, der Darm stellt sich tot (praller »Gummibauch«), Übelkeit und Erbrechen mit der Aussicht auf Fieber, Kreislaufschock, Niereninsuffizienz, Aszites, Gelbsucht. Die Behandlung besteht darin, das Pankreas durch völlige Nahrungs- und Flüssigkeitssperre stillzulegen. Der Patient bekommt durch einen Tropf Medikamente, daß es nur so rauscht: Mittel zur Pankreashemmung, Schmerzmittel, Antibiotika, Kortikoide ... Chirurgisch kann man das Pankreas aufmachen und das abgestorbene Gewebe bzw. »die graue Matsche auslöffeln« (O-Ton Arzt). Ansonsten hilft nur rigide Abstinenz von Alkohol, Kaffee, Tee, fettreichen Speisen.

Bei der Chronischen wiederholen sich die Schübe (rezidivierend); im Spätstadium tritt durch den zirrhotischen Prozeß eine Pankreasinsuffizienz ein. Folge: Gewichtsverlust, Schwäche, Muskelschwund, Vitaminmangel, Diabetes, erhöhte Infektionsgefahr (am liebsten Lungenentzündung oder Tuberkulose).

Fazit: Wenn die Prinzen-Drüse angegriffen ist, wird es schmerzhaft und gefährlich. Die Kollateralschäden sind Legion. Operationen sind kniffelig (z. B. Transplantation von insulinbildendem Gewebe). Die Todesart bzw. Art des Löffelabgebens bei Leberzirrhose oder Pankreatitis beschreiben Ärzte oft als »qualvolles Verrecken«.

In eigener Sache:
Die Lektorin klopft auf ihre Armbanduhr: Ich soll mich internistisch nicht so ausmähren. Sie will heute noch bis zur Entgiftung kommen. Und danach endlich zum psychologischen Teil. Okay, ziehen wir das Tempo etwas an.

Magen

Alk stimuliert Magensäure und Gastrinfreisetzung. (Wenn Sie die magenfeindliche Alk-Wirkung erhöhen wollen, schieben Sie während des Trinkens Aspirin nach. Doppelt hält besser.)
Auch hier wiederholt sich bei Überdosierung das alte zirrhotische Lied vom Zelltod: erst Anschwellen der Schleimhaut, dann Entzündung, ergo **Gastritis**. Plus Erosion = Blutungen. Erwähnenswert: das **Mallory-Weiss-Syndrom** (scherzhaft Miami Vice genannt): akute Schleimhauteinrisse. Folge: heftiges Würgen und Erbrechen, manchmal mit massivem Blutspeien.
Aber der Magen ist ein zähes Luder. Wenn man bedenkt, was durch den alles durchgeht: Remoulade, Gänsebraten, Liebe. Entsprechend schnell (24–48 Stunden nach Exzess) hat er sich bei Schonung regeneriert.

Nur 15% der Trinker haben Magengeschwüre (sing. Ulcus), und das liegt im Normbereich, verglichen mit der nichttrinkenden Normalbevölkerung, die sich Magengeschwüre durch Rauchen, Mobbing und Verschuldung anlacht.

Dünndarm

Länge: 3–4 Meter, Durchmesser ca. 2,5 cm. Aufgabe: den aus dem Magen kommenden Brei verdauen und zerlegen (dauert 6–10 Stunden), also Herstellung der Moleküle, die später in der Leber final zerlegt werden.
Alk verursacht auch hier die o. g. Schleimhautschäden. Dadurch verkleinert sich die Oberfläche des Dünndarms, lebenswichtige Nährstoffe werden nicht mehr in vollem Umfang abgeschöpft (Malabsorptionssyndrom) Folge: Mangelernährung. Dagegen größere Durchlässigkeit für Giftmoleküle aller Art. Folge: Leberleiden. So weit die funktionellen Störungen. Die Stoffwechselstörungen im Dünndarm führen z. B. zu Laktoseintoleranz und – Fettleber. (Letztlich bleibt alles in der Familie.)

> **In eigener Sache**
> »Pathogenetisch wurde neben einer Potenzierung der parasympathikolytischen Wirkung durch Alkohol eine Hemmung der Darmmotilität durch eine metabolische Azidose infolge der alkoholinduzierten Laktazidämie diskutiert.« So. Ich hoffe, Sie schätzen und loben die schier übermenschliche Anstrengung, mit der ich Ihnen die Schäden aus dem Medizinischen ins Menschliche übersetze! Und weil wir gerade dabei sind, übersetze ich Ihnen auch noch den folgenden Satz: »Des weiteren wurde in den letzten Jahren eine Häufung von Rektumkarzinomen bei Personen mit Alkoholmißbrauch gefunden«. Zu deutsch: Saufen macht Arschkrebs.
> Diskutieren Sie meine unschätzbaren Traduktionen mit Ihrem Arzt oder Apotheker.

Einige Folgen von gestörtem Stoffwechsel und Mangelversorgung

Anämie, Minderung der Blutgerinnung, erhöhte Anfälligkeit für Infektionen, schlechte Wundheilung, Hautveränderungen, Osteoporose, Muskelschmerzen, Muskelkrämpfe, Nierenschäden, Irritation der Schilddrüse, verminderte Stresstoleranz.

> Denksport:
> Wo kommt eigentlich die Säufernase her? Der bisweilen blaugeäderte, asymmetrisch gepolsterte Zinken? Die Alkoholiker-Ampel? Ist's Bindegewebe, das da schlapp macht und sich ausbeult? Sind's die unter dem alkoholtypischen Bluthochdruck nachgebenden Blutgefäße? Ist's eine schiefgelaufene Ablagerung von Stoffwechsel-Müll? Eine Talg-Deponie? Ein Patiententrick, um den Arzt vom Abdomen abzulenken? Ein geheimes Alkohol-Depot? Hat's überhaupt etwas mit Alkohol zu tun? Kleiner Tipp: Beim Nachschlagen im Pschyrembel ist die Eselsbrücke »Rhinozeros« hilfreich.

Atemwege

Alkohol und Nikotin = Jeder für sich bearbeitet Mundhöhle, Rachen und Kehlkopf. Gemeinsam arbeiten Alk & Nik noch effektiver: Ihre Krebschanchen erhöhen sich mit dem gemischten Doppel um das 125 fache verglichen mit einem Solo von Nik *oder* Alk.

Das Trinkerbein

In Kliniken sieht man sehr oft Menschen, die sich schneckenlangsam – meist gestützt auf diese neumodischen Rollwägelchen mit Korb vorne dran – über den Gang schieben. Oder im Rollstuhl sitzen. Oder vorsichtig staksen wie ein Kranich. »Was mag der

haben?« munkelt man als interessierter Mitbürger: »Skiunfall? Vom Pferd gefallen?« Nix da vom Trakehner gestürzt, sondern Polyneuropathie. Id est: degenerative, entzündliche Erkrankung der peripheren Nerven. Meistens geht diese Krankheit in die Beine wie ein schlechter Foxtrott. Es beginnt mit ziehenden, brennenden, stechenden Schmerzen in Zeh und Fuß. Die Muskeln krampfen. Die Beine werden taub und lahm. Die Reflexe sind schwach oder fehlen ganz. Es geht exakt so zu wie bei einer Schwermetallvergiftung. 20–40% aller Alkoholiker sind davon betroffen. Durch Physiotherapie und Abstinenz können sich die Lähmungen wieder zurückbilden.
Wenn es direkt den Muskeln an den Kragen geht, nennt man das Myopathie. Dabei stirbt das Muskelgewebe ab (Muskelnekrose) und dann ist eine klinische Reha über Monate vonnöten, um dem Trinker wieder auf die Beine (Trommelstöcke) zu helfen.

Das Trinkerherz

Die Myopathie beschränkt sich nicht nur auf die Beine, sie geht auch ans Herz (Kardiomyopathie). Die Symptome gleichen denen einer Herzschwäche: Atemnot (Dyspnoe), dicke Knöchel (Ödeme), nächtliche Atemnot, Herzstolpern. Häufig kommt es zu Embolien.

Mit Alkohol kann man sich vor einer Erkrankung der Herzkranzgefäße schützen.
Dies gilt allerdings für einen Konsum von haarscharf 14–29 Gramm (kleine Frauen-Walküren) und 29–43 Gramm (kleine Männer-Walküren) pro Tag. Alle Alkoholiker, die jetzt im spontanen Fitneßwahn aufgesprungen sind und zur nächsten Tanke wollen, mögen sich wieder setzen. Es bleibt ja doch nicht bei dem moderaten Fingerhut. Und endet wieder in der Entgiftung.

Alle Schäden zusammengenommen, müßte man unseren Körper aushöhlen wie einen verdammten Nikolaus. Oder transplantieren, was das Zeug hält. Aber ein Organ läßt sich heutzutage noch nicht transplantieren: unser Allerheiligstes.

Die Hirnzirrhose

Das Oberstübchen wird von drei Zerstörungsmodellen in die Zange genommen: Vergiftung, Mangel, Abbau. Das daraus resultierende Ballaballa nennt man **organisches Psychosyndrom**. Es entwickelt sich schleichend, der Patient merkt meistens selbst nicht, daß er nicht mehr über das volle Hirn-Programm verfügt. Merkfähigkeit, Gedächtnisleistung, Auffassungsgabe, Urteilsvermögen befinden sich im Abwind mit Kurs auf **Demenz**. Gefühle stumpfen ab und/oder schlagen plötzlich um (affektive Störungen). Das Minenspiel verarmt (Pokerface), die Körperbewegungen werden klumpig.

Wie der **Abbau** läuft, ist klar: Während der Ver- und Entgiftungen geben Hirnzellen den Geist auf, das Hirn wird klein und löchrig. War es früher ein pompöser Palast, wird's allmählich zur Einraumwohnung. Früher hell und lichtdurchflutet, heute ein finsteres Loch. Es wird eng. Daher auch der volkstümliche Begriff »beschränkt«. Konversation, Wahrnehmung und Reaktion sind entsprechend. Wie auch nicht, wenn man einer neuen Idee, einem neuen Gedanken noch nicht mal einen Platz anbieten kann? Der Fachmann nennt den Abbau **Atrophie**.

Die Vergiftung gibt es in den Modellen Akut und Chronisch. Hierbei ist nicht nur die direkte Vergiftung durch Alk gemeint, sondern auch die quasi körpereigene Vergiftung durch Pannen beim Stoffwechsel. Den Begriff **Enzephalopathie** hatten wir ja bereits im Abschnitt »Leberzirrhose«.

Akut und durch Mangel an Vitamin B1 bedingt tritt die **Wernicke-Enzephalopathie** in Kraft. Die Symptome reichen von Gangunsicherheit, Sprachstörung, Aufmerksamkeitsstörung bis zum Komatös-Schläfrigen. Schlimmstenfalls kann der Trinker innerhalb Stunden schlagartig verblöden.

Der unbestrittene King unter den Hirnschäden ist das **Korsakow-Syndrom** (Sergej Sergejewitsch Korsakow, Psychiater, Neurologe, 1854–1900). Früher dachte ich, Korsakow sei Demenz total. Stimmt nicht: Das Langzeitgedächtnis ist noch intakt und alte Erinnerungs-Kamellen können abgerufen werden, z. B. werden in der Jugend eingepaukte Gedichte fehlerlos wiedergegeben. Aber das Kurzzeitgedächtnis! (Retrograde und anterograde Amnesie.) Je nach Schweregrad sind die letzten Jahre oder Tage oder Sekunden verschwunden. Aufmerksamkeit und Sprache wirken okay, aber das Hirn bastelt sich aus dem Erinnerten und den Gedächtnislücken eine neue Realität zusammen. Es kommt zu Verwechselungen, was aktuellen Raum, aktuelle Zeit und aktuelle Personen angeht. Die Schäden sind irreparabel, der Zustand kann durch ausführliche Therapie leicht gebessert werden.

Die schweren Korsakows sind daher in Heimen, die leichteren können Ihnen Tag für Tag über den Weg laufen. Hier ein Prototyp des leichten Korsakow, der sich gerade auf einen schweren zubewegt: Eine Frau um die 40, seit dem ca. 15. Lebensjahr fast jeden Abend breit. Äußerlich unauffällig, weder verwahrlost noch sonstwie vom Alkohol gezeichnet. Im Gespräch aufmerksam, in der Rede behend. Nach dem zweiten Gespräch stellt man fest, daß sie wiederholt Anekdoten aus alten Zeiten verbrät. Beim dritten Gespräch erzählt sie Dir genau jene Geschichte, die DU ihr im zweiten Gespräch erzähltest. Allerdings steht die Geschichte nun unter anderen Vorzeichen: Der Ort der Handlung ist gewandert, die Protagonisten haben sich stark verändert, und die Erzählerin hat Deine Geschichte inzwischen echt, tatsächlich und unverrückbar *selbst* erlebt, und zwar gestern. Zu wissen, »es ist Korsakow«, verhindert Diskussionen und Haareraufen. Der Fachmann nennt dieses Querbeetgerede und Assoziationsgebrabbel **Konfabulation**. Am Ende steht die Auflösung der Persönlichkeit, der Identitätsverlust.

So etwa muß es Harald Juhnke ergangen sein.

Schweigeminute für den großen Künstler und Nationaltrinker.

4. show me the way to the next entgiftung

Ich hab kein Vertrauen mehr zu den Weibern.
Erst schwören sie Dir ewige Treue,
aber nach drei, vier Entgiftungen sind sie weg.

(O-Ton Mitpatient)

Für den Laien klingt der Begriff »Entgiftungsstation« hochdramatisch, nach irgend etwas zwischen Erster Hilfe und Letzter Ölung. Mir jedenfalls schwebte folgendes vor: Eine neonbeleuchtete Turnhalle, in der lauter ebenso vierschrötige wie verkommene Komatrinker hastig aufgebahrt werden, während ein Pulk von Ärzten und Pflegern mit Blaulicht am Hut durch die unübersehbaren Reihen eilt, hier einen Magen auspumpt, dort einem Trinker die gebrochenen Augen zudrückt oder den Defi auf die Brust knallt; und während im Hintergrund Atlanta brennt und Scarletts Kutsche einen Platten hat, brüllen und greinen die Totalintoxikierten, und in der dicken Luft hängen so dichte Alkoholiker-Schweiß-Schwaden und ein Fahnen-Meer, daß man die DAK-Chipkarte nicht mehr vor Augen sieht... Solche Zustände gehören natürlich der Vergangenheit an. Heute finden Entgiftungen in einem zivilisierten Rahmen statt. Meistens jedenfalls.

Also:
WO finden Entgiftungen statt?
WIE erlange ich Zutritt?
WAS erwartet mich?

Entgiftungen werden durchgeführt in Allgemeinkrankenhäusern, Psychiatrischen Krankenhäusern oder Suchtfachkliniken.

Es gibt unterschiedliche Möglichkeiten, in eine Entgiftung zu geraten:

a) Sie planen das Ganze im voraus, machen einen Termin mit dem Institut Ihrer Wahl aus und bringen dann eine Überweisung mit.
b) Oder Sie sind ein akuter Fall, rufen auf Station an und warten, bis ein Platz frei geworden ist.
c) Oder Sie sind ein akuter Fall und werden per Notarzt eingeliefert.
d) Oder Sie sind ein ganz armes Schwein und werden qua Gesetz eingewiesen.

Sie können gegen Ihren Willen in einer Entgiftung landen, z. B. wenn Sie auf der Straße, in Ihrer Wohnung oder auf Ihrer Parkbank zusammengeklappt sind. Oder aber Sie haben bereits einen gesetzlichen Betreuer, der Sie im Falle eines Rausches einweisen lassen kann. Dann jedoch können Sie den Aufenthalt auf einer offenen Station in den Kamin schreiben. Dann müssen Sie durch die Hölle einer Geschlossenen. Dort eingeliefert werden kann jeder, bei dem die Gefahr einer **Selbst- oder Fremdgefährdung** vorliegt. Solch eine »Unterbringung« ist in den Landesgesetzen für psychisch Kranke (PsychKG) geregelt.

Sie haben bessere Karten, wenn Sie sich freiwillig in eine Entgiftung begeben, denn dann können Sie sich zur Not auf eigenen Wunsch »entlassen lassen« – es sei denn, die Ärzte können gravierende Gegenargumente anführen.

Den gängigen Vorstellungen zum Trotz suchen also durchaus auch nüchterne oder leicht angetrunkene Menschen eine Entgiftung auf, wenn sie das drohende Abrutschen in den alten Strudel verhindern und sich Korsettstangen im Kampf gegen die Droge einziehen lassen wollen.

Ebenso tauchen dort Menschen auf, die bereits knülle sind und einen kontrollierten Ausstieg erflehen, weil sie aus Angst vor den drohenden Entzugserscheinungen die Hosen voll haben.
Oder Menschen, die einfach nicht mehr weitertrinken können (hoher Bogen am Morgen).
Ebenso Menschen, die von ihren Angehörigen/Arbeitgebern/Richtern dazu gezwungen wurden.
Und natürlich Medikamentenabhängige. Und Polytoxikomane (Alk plus+). Abhängige von illegalen Drogen finden sich auf Spezial-Stationen.

Es gibt so 'ne und solche Motivationen, der Wille zur Abstinenz ist Interpretationssache: Die einen wollen für immer runter, die anderen wollen sich körperlich fit machen und aufpäppeln lassen – für die nächste Runde.

Es gibt so 'ne und solche Entgiftungsarten:
Bei Typ 1 (rein internistisch) geht es nur darum Sie so schnell und schadensfrei wie möglich physisch trockenzulegen. Im Prinzip handelt es sich hierbei um nichts anderes als eine Art Leberwaschanlage. Sobald Sie clean und nicht mehr »entzügig« sind, dürfen Sie wieder gehen. Nachteil: Die pure Trockenschleuder ohne therapeutisches Folgeprogramm hat eine gewaltige Rückfallquote.

Typ 2 nennt sich »qualifizierte Entgiftung« und schließt ein über die organische Säuberungsaktion hinausreichendes Therapie-Programm mit ein. Die Aufenthaltsdauer hierfür beträgt meistens 14–21 Tage.
Einchecken:
Die Entgiftungsstation ist der einzige Ort auf Erden, wo Sie bereits beim Einchecken gefragt werden, ob Sie etwas aus der Minibar hatten. In manchen Fällen wird es durchaus gerne gesehen, wenn der Patient noch einen kleben hat, denn dann haben die Fachleute den gesamten Entzugsvorgang auf dem Schirm und können besser mit den Medikamenten kalkulieren, um Komplikationen vorzubeugen.

In der ersten Woche dürfen Sie weder Besuch empfangen noch die Station verlassen. Packen Sie also rechtzeitig, d. h., solange Sie noch nüchtern sind, ein ausgewogenes Entgiftungs-Köfferchen (Lektüre, Zigaretten, Lektüre, Walkman, den üblichen Toilettenkram und Sportsachen). Nach der Aufnahme und der körperlichen Untersuchung bekommen Sie Ihr Bett zugewiesen und – je nach Institut- wird Ihr Gepäck gefilzt. Da heißt es eventuell: Auf Wiedersehen, Hattrick! Patienten mit Fahne müssen sich von den anderen Patienten fernhalten. Sollten Sie sich in einem körperlich ordnungsgemäßen Zustand ohne größere Entzugserscheinungen befinden, können Sie direkt zum **Entgiftungs-Potpourri** weiterblättern. Falls nicht, wird Sie das Folgende interessieren.

Entzugserscheinungen werden heutzutage entweder mit Distraneurin oder Benzodiazepinen (Tavor & Co) behandelt.
Distraneurin kann man sich als eine Art Methadon für Alkoholiker vorstellen. Es dockt im Oberstübchen dort an, wo die aufgewühlten Rezeptoren auf ihren Alk warten. Um das entzügige System wieder herunterzufahren, wird die »Distra«-Dosis peu à peu reduziert. Das nennt man Ausschleichen. Distra macht seinerseits abhängig, und deswegen gehen die Ärzte damit so kleinlich um, als würden sie ihren eigenen Sparstrumpf verwalten. Während Sie Distra bekommen, werden regelmäßig Blutdruck und Flattermann begutachtet. Distra mildert zwar die Entzugserscheinungen, macht aber das Denken zäh. Entgiftlinge leiden sowieso an »Gedankenkreiseln«, aber mit Distra werden die Gedankenrunden noch klobiger. Als hätte man Sirup im Schädel. Naheliegende Alternativgedanken kommen gar nicht erst auf; Ihre zwei, drei Gedanken schleppen sich dahin wie ein Lebenslänglicher beim Hofgang.

Distra finden Sie auch auf dem Schwarzmarkt; die aktuellen Preise sind mir gottseidank nicht geläufig.
Mit Benzodiazepinen verhält es sich genauso.

Benzos sind ein wahres Teufelszeug. Ich wurde mal kurzzeitig während einer schweren depressiven Krise mit Benzos »abgeschossen«. Es handelte sich hierbei nicht um eine Entgiftungsstation, sondern um eine offene Misch-Station voller normal Erkrankter wie Depressiver, Borderliner, Psychotiker – kurz: Es war beinahe unerträglich. Nach einem Verschlußkäppchen Flüssig-Benzo war das Leben plötzlich irgendwie so über die Maßen lebenswert. Der himmlische Frieden zog in meine vorher gemarterte Seele ein, Engel hoben mein Hirn an und ließen es so sanft emporschweben wie einen verdammten Luftballon über dem Rummelplatz. Ich ging in den Aufenthaltsraum und sagte: »Römer! Freunde! Mitpatienten! Ich gehe jetzt zu Bett!« Dann klappte mein nun nicht mehr kreiselndes Hirn weg ins Nirvana, und ich schlief wohl 16 Stunden lang am Stück.

Doch genug geschwärmt.

Und: Kein Wunder, daß es ca. 1,4 Millionen Medikamentenabhängige gibt.

Aber merke: Der Entzug von Benzos soll an Qual nicht zu wünschen übrig lassen (körperliche Krämpfe, psychische Höllenfahrten) und zieht sich zeitlich arg in die Länge.

Kein Wunder also, daß die meisten Ärzte Benzos so kleinlich verwalten. Sie legen die genaue Dosis fest, und die Pflegerei muß sich stoisch an das halten, was in Ihrer Akte notiert wurde. Da hilft kein Betteln und kein Beten. Ausnahme: Sie haben etwas »in Bedarf«.

Das heißt: Der Arzt erlaubt eine Extradosis für den Ausnahmefall, daß es Ihnen trotz der angesetzten Dosierung schlecht gehen sollte. Aber es gibt so 'ne und solche Ärzte ...

Für den Bedarf müssen Sie sich an die Pflegerei wenden, aber es gibt so 'ne und solche PflegerInnen ...

Entgiftungs-Potpourri

Leider habe ich mehrmals in meinem Leben eine Entgiftungsstation aufsuchen müssen. Dabei habe ich die unterschiedlichsten Häuser kennengelernt. Meine mit Abstand beste Entgiftung vollzog sich in der Hamburger Uni-Klinik Eppendorf, die auch über eine klasse Suchtambulanz verfügt. Meine mit Abstand schlechteste Entgiftung vollzog sich in einem Institut nördlich von Hamburg. Gleich mehrmals besuchte ich eine Klinik, die meine Freundin Walnuß als »den Discounter unter den Krankenhäusern« bezeichnet (30 Patienten plus 1 Dusche plus 1 Arzt). Ich möchte Ihnen mit diesem Potpourri an Erfahrungen einen subjektiv-atmosphärischen Eindruck vermitteln.

Herzlich willkommen in Ihrer Entgiftung!

Mitpatienten

Die Menschen, mit denen Sie während Ihrer Zeit der qualifizierten Entgiftung am meisten zu tun haben werden.
Sie werden auf einen bunten Querschnitt durch alle Bevölkerungsschichten treffen. Hier ist alles versammelt, was weder Rang noch Namen hat, denn die Reichen entgiften woanders. Schlagen Sie sich also aus dem Kopf, daß Sie mit Nina Ruge auf einem Zimmer liegen oder sich jeden morgen mit Hans Olaf Henkel um die einzige Nutella zanken. Aber in dem bunten Strauß abhängiger Bürger, der sich Ihnen auf unserer Station darbietet, werden auch Sie einen geeigneten Ansprechpartner finden. Hier finden Sie alles: von der abhängigen Hausfrau über den Bibliothekar auf Flattermann, vom durchgesoffenen Penner bis zur zugedröhnten Rentnerin. Und Sie werden staunen, wie viele Patienten sich bereits von früheren Aufenthalten her kennen – bei der hohen Rückfallquote (unterschiedliche Quellen sprechen von 70–80%) ergibt sich Stammkundschaft von selbst.

Kernstück einer jeden Entgiftung ist das sog. »Raucherzimmer«, meistens ein sehr kleines, sehr gelbes Zimmerchen, in dem grundsätzlich NDR 8 oder HR 14 oder der je nach Region entsetzlichste Sender die übelste Plastikmusik dudelt, die immer so klingt, als hätte sie Satan persönlich extra für diese gelben Zimmer komponiert – ach was! Komponiert! Am Computer zusammengeschissen! Wer das Radio abstellt, wird erschlagen. Wer zu jenen gehört, die empfindlich auf Lärm reagieren oder denen das Hören einer Bach-Motette wohltut, kann hier Höhepunkte des Wahnsinns erleben. Besondere Pikanterie: die regelmäßigen Verkehrsmeldungen. Sie werden nicht der einzige sein, dem allein bei der Vorstellung, daß sich da draußen nüchterne, un-abhängige Menschen frei bewegen können, und sei's in einem Jahrhundert-Stau, die Tränen kommen. Sie können sich auch in dem rauchfreien Aufenthaltsraum aufhalten, aber dort arbeitet das gleiche Radio mit denselben Sendern. Außerdem werden Sie ohne Aufenthalte im Raucherzimmer dumm entlassen, denn das Raucherzimmer ist *die* Info-Börse. Hier erfahren Sie alles über das Privatleben der Ärzte und Pfleger ebenso wie die Biografien Ihrer Mitpatienten; Sie werden Anekdoten hören, wahnwitzige Ammenmärchen, haarsträubende Scheißhausphilosophien und wo man sich einen neuen Lappen kaufen kann. Oder wie man auf der Station mit Hilfe von Apfelsaft und einer hochgedrehten Heizung einen schwachprozentigen Drink herstellt oder wo man den verbotenen Nescafé versteckt.

Hier kann man noch Freundschaften schließen und Feindschaften vertiefen. Sie werden endlich jenen Menschen ganz nah sein, denen Sie auf der Straße noch nicht mal die Uhrzeit gesagt hätten. Sie werden viel Wissenswertes über das Dasein der Unterschichten erfahren, z. B., wie hoch das Existenzminimum ist oder wie man einen DVD-Player an Quattrodolbysurroundfickmich-Boxen anschließt. Wer den Menschen kennt und liebt, wird hier auf seine Kosten kommen und auf eine harte Probe gestellt. Verlasse ich das Institut noch als Humanist? Oder als Mitglied des »Bundes faschistischer Darwinisten«? Oder verlasse ich es GERADE als Humanist? Denn auch auf ungeahnte Perlen werden Sie stoßen. Z. B., daß der zahnlose Typ, der jeden Tag vor dem Penny-Markt hockt, ein Herz aus purem Gold hat und über eine Empathie verfügt, deren all Ihre Angehörigen zusammen nicht fähig wären. Oder daß der fette Brummi-Fahrer, der so aussieht, als würde er ausnahmslos jedem grundsätzlich und prophylaktisch einen auf die Schraube geben, ein Naturtalent ist in der Betreuung von Verzweifelten und Gebeutelten. Sie werden eventuell erleben, wie sich Patienten rührend um Mitpatienten kümmern, wie eine Art »Geist von Spiez« niedersteigt, und wenn sich die individuelle Verzweiflung in einen kollektiven Galgenhumor transformiert, werden unvergessliche Lachkrämpfe Ihren frisch entgifteten Körper erbeben lassen. Sie werden Lebensgeschichten hören, daß Ihnen das Herz im Leibe schmerzt. Und Sie werden Menschen zuhören müssen, die so verroht, gemein und/oder dämlich sind, daß Sie sich fragen: »Wenn ich DEN jetzt erschieße – ist das dann Mord oder Sachbeschädigung?« Vergessen Sie Victor Hugo: HIER werden Sie so fündig, daß Sie sich wünschten, Sie hätten nie ein Glas in die Hand genommen.

Denn: Nicht nur Schmerz und Entgiftung werden hier noch großgeschrieben, auch die Verzweiflung kommt nicht zu kurz! Besser gesagt: So trostlos kommen Sie nicht mehr zusammen! Die schweigend eingenommenen Mahlzeiten, das Schlangestehen bei Medikamentenausgabe und Blutdruckmessen, die verblödeten Trink-Sprüche der Unverbesserlichen. Die Rührseligkeit derjenigen, die ihr Selbstmitleid wie eine Mischung aus Gottesdienst und Onanie abfeiern, mit dem Tremolo eines weißrussischen Frauenchors »die Gesellschaft« anklagen, und über allem steht wie eine fette Wolke die hoffnungslose Verzweiflung aller Patienten, die es ihrer Einsicht, ihrem Willen und ihrer Kraft zum Trotz doch wieder auf die Station katapultiert hat.

Und Sie werden – auch wenn Sie ansonsten nicht zu dieser Regung neigen – das Gefühl »Neid« neu kennenlernen. Neid auf jeden, der Ihre Station frei betreten und verlassen kann. Neid auf »gesunde« Besucher, auf die Essenbringer, die Putzfrauen, Ärzte und Pfleger-

Innen, die in den Feierabend gehen; Neidschübe allein bei der Erwähnung von Feierabend, Freiheit und Un-Abhängigkeit. Und Sie springen nur deswegen nicht durch die Glastür, weil man Sie sonst auf die Geschlossene bringen würde.

Kleiner Tipp: Vermeiden Sie im Einzugsbereich der Psychiatrie das Wort »Selbstmord« und alle ähnlich klingenden Laute. Wenn man Sie gezielt fragt: Leugnen Sie jeden Ansatz eines Gedankens, jedes philosophische Geplänkel in diese Richtung. Mediziner sind dazu verpflichtet, bei jedem Hauch von Suizid mit Spatzen auf Kanonen zu schießen, bzw. sie rücken dann sofort mit der dicken Berta der Psychiatrie aus: der Geschlossenen.
Sollten Sie *tatsächlich* mit *echten* Suizidgedanken spielen, verändert das die Lage natürlich gewaltig. Aber aus dieser Diskussion halte ich mich als altes Jean-Amery-Groupie besser raus.

Pflegerei

Denken Sie immer daran: Die meisten Menschen wissen zwar, was Schmerzen sind; fast jeder hatte schon mal welche, und deswegen grimassieren wir solidarisch, wenn einer lang hinschlägt oder mit seinem künstlichen Darmausgang gegen den Türpfosten knallt. Entzugserscheinungen kennen aber nur Profis, daher wird kaum jemand solidarisch mit Ihnen grimassieren, wenn Sie einen entzugsbedingten Körperkasper kriegen, sich winden und/oder schlotternd übergeben. Entzug ist ein einsames Geschäft.

Manchmal werden Sie sich auch fühlen, als wären Sie in einem Landschulheim für schwer erziehbare Erwachsene gelandet. Was »von oben« an »Pädagogik« kommt, wird »unten« mit knallharter Infantilität gekontert.
Starrsinn gegen »die da oben« breitet sich vor allem dann aus, wenn unfähige PflegerInnen im Dienst sind (Übertragung/Gegenübertragung).

Die fähigen Pfleger verfügen souverän über ein Handwerkszeug und Fingerspitzengefühl, das von Distanz bis Einfühlungsvermögen allen humanistischen Anforderungen entspricht. Obwohl es die Pflegerei beileibe nicht leicht mit ihren Kunden hat, denn die Palette reicht vom vollphlegmatischen Selbstaufgeber über den erschrockenen & verschüchterten Erstbesucher bis zum Kotzbrokken, der nach drei Tagen körperlich bedingter Demut bruchlos wieder die großmäulige Thekensau raushängen läßt und die Station als Fortsetzung seiner Stammkneipe mit anderen Mitteln begreift.

Die Fähigen finden passende Worte, Trostworte, Scherzworte, sie verkneifen sich moralische Urteile, sie sind ansprechbar und orientiert, sie unterbinden die Trink-Sprüche der Unverbesserlichen und zwingen die kotzbrockigen Freizeitanzügler in Straßenkleidung. Fähige Pfleger sind die rettenden Strohhalme, Vater & Mutter Theresa, und vor allem lassen sie ihre Patienten nie fühlen, daß sie ein hoffnungsloses therapieresistentes Stück Scheiße sein könnten – so fühlen sich viele Patienten schon ganz von selbst.

Die Unfähigen machen aus ihrer Abneigung gegen ihre Patienten keinen Hehl. Eine Schwester gestand mir in privatem Rahmen, sie würde Alkoholiker hassen, hassen, hassen, denn die seien »alle falsch und verlogen und selber schuld«. Wenn Sie dieser Spezies begegnen, können Sie folgendes erleben:
– Sie tauchen dehydriert vom Dauererbrechen in der Tür zum Schwesternzimmer auf und fragen zitternd nach einem Anti-Brechmittel. Man schnauzt Sie an: »Wenn Sie so viel gesoffen haben, muß das Gift jetzt auch raus. Warum haben Sie denn gesoffen? Hat Sie doch niemand gezwungen!« Dann müssen Sie darauf bestehen, daß der AvD (Arzt vom Dienst) gerufen wird, der nach einem kurzen Blick auf die desolate Lage umgehend medikamentös interveniert, während der vorher schnauzende Pfleger im Hintergrund stumm mit den Zähnen knirscht.
– Sie tauchen demütig zitternd in der Tür zum Schwesternzimmer auf, im Hintergrund hocken drei Tussen und trinken Kaffee. Bei

Ihrem Anblick tritt den Kaffeetanten der blanke Haß in die Augen, und sie brüllen: »Was denn!«
Sie würden gerne zurückbrüllen: »Wenn Sie den Anblick von Entzügigen nicht vertragen – warum sind Sie dann nicht gleich Floristin geworden!« Selbstverständlich sind Sie für solche Repliken zu geschwächt. Und zu höflich, um denen ein Plakat zu überreichen, auf dem steht:
»Ich bin Patient. Und ohne Dich hilflos. Du bist Schwester. Und ohne mich arbeitslos.«
Auch nicht zu verachten:
– Sie tauchen kurz vor einem Nervenzusammenbruch der Güteklasse A in der Tür zum Schwesternzimmer auf und bitten zitternd um Ihren »Bedarf«. Nun ist der diensthabende Pfleger ein großer Psychologe. Meint er jedenfalls. Erschwerend kommt hinzu, daß Sie ihn kaum verstehen, da er gerade frisch aus Rußland importiert wurde. Anstatt Ihnen nun Ihren Bedarf zu geben, erklärt er Ihnen quälend langsam: »Alles hat seine Zeit.« (Sie zittern wie Espenlaub.) »Sehen Sie, nichts geht schnell, man muß Geduld haben, auch mit dem Bedarf.« (Ihnen wird schwarz vor Augen.)
»Nehmen Sie nur mal zum Beispiel – eine Vase. Wie lange dauert es, bis eine Vase fertig ist? Was muß man erst tun?« (Sie müssen brechen.)
»Sie müssen den Lehm suchen, dann müssen Sie ...« Und er schwafelt ungelogen 15 Minuten lang über den Produktionsvorgang »Vase« von der Lehmgrube bis zur Lasur, während Ihr Lebenslicht bedenklich flackert. Kleiner Tip: Sagen Sie ihm nicht, er soll endlich die Klappe halten und Ihnen Ihren Bedarf geben. Schon gar nicht, wenn Sie sich nicht selbst entlassen können. Denn danach wird er Sie mobben, der transsibirische Kasper. (Spätestens jetzt müßte er sich wiedererkannt haben. Aber Dank meiner geschickten Formulierungen wird er von einer Klage Abstand nehmen, denn wer möchte schon vor Gericht die Beschreibung aufschlagen und rufen: »Das grenzdebile Arschloch mit dem kompletten Realitätsverlust – damit bin doch eindeutig ICH gemeint!« SOO rächt sich der kleine Kassenpatient, harhar!)

Entgiftungs-Potpourri

Sozialarbeiter/Sozialpädagogen

Helfen den körperlich und sozial geschwächten Patienten bei Behördenfragen, vermitteln Beratungsstellen, informieren über Behandlungsmöglichkeiten nach der Entgiftung. Manche Sozialarbeiter fahren Patienten vor deren Entlassung sogar nach Hause und entrümpeln mit ihnen die Wohnung von Flaschenbatterien. Oder schauen sich mit ihnen zusammen Wohnungen/weiterführende Kliniken an. Ein engagierter Sozialarbeiter kann mehr bewirken als eine Klinikpackung Benzos. Ein unfähiger Sozialarbeiter Silberschuh kann seinem Schützling vor lauter Unterlassung so richtig in die Patsche helfen.

Psychiater

Auch hier gibt es wahre Wunder und erbärmliche Pfeifen. Wie immer, wenn eine Pfeife am längeren Hebel sitzt, werden Sie leiden.
Die wahren Wunder agieren professionell und authentisch. Sie wissen viel und ahnen bereits mehr. Sie machen das, was jeder Psychiater m. E. tun sollte: zweifeln. Und zwar nicht nur am Geisteszustand seines Gegenübers.
Sie sind es, die die Psychiatrie verändern und vorantreiben können. Und so wirken sie auch auf ihre Patienten: wie eine beruhigende Verheißung der Möglichkeit besserer Zeiten.

Wie unter ihren Mitpatienten werden Sie auch unter den Psychiatern Menschen finden, die so verroht, dämlich und/oder gemein sind, daß sich erneut die Frage nach der Sachbeschädigung stellt. Manchen scheint nicht klar zu sein, auf welch empfindlichem Gebiet sie arbeiten. Ebensogut könnte man einen Metzger an die Gemüsetheke stellen oder die Mimi mit Dolph Lundgren besetzen. Den Bodensatz an Pfeifen bilden gelangweilte Psychiater, die einem anderen Dasein nachtrauern (meistens Musiker). Deren erster und größter Kunstfehler: ihre Berufswahl.

Zu einer anderen Spezies gehören die Profi-Pfeifen: Sie verwechseln professionelle Distanz und Kälte. Sie verwechseln aktuellen Wissensstand und Gewißheit. Psychiatrie ist für sie ein Machtspiel, und sie stützen ihren Machtanspruch nicht auf Kompetenz, sondern saugen ihn sich aus den aktuellen Veröffentlichungen und der Ohnmacht ihrer Patienten, denen sie – wenn alle Stricke reißen und die Therapie danebengeht – immer noch mangelnde Krankheitseinsicht vorwerfen können. Pharmakologisch sind sie hochgerüstet (man hat heute ja so tolle Präparate! Ich freue mich schon auf die nächste Frühjahrskollektion!), aber spirituell humpeln sie hinterher. Sie verfügen über keinerlei philosophisches Know-how, und mit dem Menschen hinter der Diagnose können sie wenig anfangen. Eine umgekehrte Art »mangelnder Krankheitseinsicht«. Und mangelnder Selbstkritik. Nie würde man sie sagen hören: »Eingedenk des medizinischen Fortschrittes sind die Patienten von heute eventuell morgen schon die Kollateralschäden von gestern.« Aber anstatt auch mal ihre Hilflosigkeit zuzugeben, begründen sie wortreich hilfloseste Aktionen (z. B. Alkoholiker über Wochen untherapiert in der Geschlossenen parken).

(Ich bitte, von beleidigten Briefen abzusehen. Ich bin noch nicht mal Mitglied der Anti-Psychiatrie-Bewegung. Habe sogar Psychiater in meinem Freundeskreis und behandle sie so tolerant, als wären sie meinesgleichen. Ich bin echt nicht der Typ, der auf Randgruppen rumhackt!
Zumal die meisten so gepflegt sind!
So! Noch jemand ohne Fahrschein? Die Psychologen? Die haben Schonfrist und kommen erst in Kapitel 6 dran.)

Jetzt zum therapeutischen Rahmenprogramm einer qualifizierten Entgiftung.
Sie haben den körperlichen Teil der Entgiftung abgeschlossen und stehen jetzt im Kreise der beschriebenen bunten Vögel.
Morgens geht es ab zum Frühsport. Je nach Institut besteht er aus Spaziergang, Federball oder Gymnastik und den Kollegen, die

sich rauchend hinter Baum und Busch verstecken (Landschulheim). Frühstück, Medikamentenausgabe, Blutdruckmessen. Dann »Morgenrunde«: Jeder darf sagen, wie es ihm geht. Neue werden vorgestellt bzw. müssen sich selbst vorstellen. Wenn Sie einen Arzt oder Sozialarbeiter sprechen wollen, müssen Sie es jetzt anmelden. Das Tagesprogramm wird besprochen. Gruppensitzungen über Rückfallverhinderung, medizinische Informationen, Vorträge über Langzeittherapien. Es gibt die »Gruppe mit Therapeut« und »Gruppe ohne Therapeut«. (Die Neuerung »Therapeut ohne Gruppe« steht noch an.) Sehr empfehlenswert sind die Kurse in Entspannung, progressive Muskelrelaxation nach Jacobson, Autogenes Training. Bessere Häuser arbeiten auch mit Akupunktur. Wie in jeder pädagogischen Anstalt wird ein Schüler- bzw. Patientensprecher gewählt. Dieser moderiert die »Gruppe ohne Therapeut« und verteilt die »Dienste«: Küchendienst, Ordnungsdienst in Raucherzimmer/Aufenthaltsraum, Einkaufsdienst für Patienten ohne Ausgang. Und natürlich Radiodienst (unbedingte Beibehaltung der eingestellten Radiosender und Lynchen von Sender-Verstellern).

Sobald Sie Ausgang haben, ist der Besuch von Selbsthilfegruppen (Shg) Pflicht. Solange Sie keinen Ausgang haben, müssen Sie an den Sitzungen teilnehmen, in denen sich die unterschiedlichsten Selbsthilfegruppen vorstellen. Aus Gründen der Verkrustung müssen Sie diesen Programmpunkt auch dann mitmachen, wenn Sie bereits Mitglied einer Selbsthilfegruppe sind. Lassen Sie sich nicht abschrecken: Manchmal handelt es sich bei den vorstellig werdenden Werbetrommlern um waschechte Wichser, die vor selbstgefälliger Trockenheit aus allen Nähten schwadronieren oder sich sogar – habe ich mehrmals erlebt – an der Zerstörtheit der gezwungenermaßen lauschenden Patientenschar und der eigenen Trokkenheit aufgeilen. Die Mehrheit der Informateure jedoch berichten präzise und engagiert, wann, wo und wie sie sich treffen, und

können einen Eindruck vom segensreichen Treiben einer funktionierenden Selbsthilfegruppe vermitteln. Da ich ein bekennender Freund von Selbsthilfegruppen bin, darf ich an dieser Stelle eine politisch nicht ganz korrekte Anekdote verbraten: Szene: Entgiftungsstation, Sitzungszimmer. Alle Patienten zusammengetrommelt, Auftritt dreier Abegordneter einer bekannten Shg. Das Dreigestirn bestand aus einer Frau und zwei Männern, von denen einer original aussah wie Spencer Tracy. Die Frau stellte sich vor als seit 16 Jahren trocken, sah dafür aber einen Hauch zu verquollen aus und hatte – wie später die Patienten aus der ersten Reihe berichteten – eine Fahne. Spencer Tracy sprach geordnet, appellierte an alle, unbedingt eine Shg zu besuchen, egal welche, Hauptsache Shg, obwohl er, Spencer, schon seit Jahren nicht mehr hingehe, aber es helfe enorm weiter. Danach erzählte er, wie das Verhältnis zu seiner Geschiedenen so läuft; man sei noch weiterhin befreundet, aber eigentlich melde sie sich nur noch bei ihm, wenn sie Geld brauche. Der Dritte ergriff das Wort und schilderte seinen Werdegang. Das heißt: Vermutlich war es sein Werdegang. Denn dem Dialekt nach stammte er aus einem bisher unerforschten Teil der Eifel und war definitiv nicht zu verstehen bis auf die Brocken »Führerschein« und »Führerschein weg«.
Nach zwei Stunden torkelten wir zurück auf Station. Manche waren empört über das Trio, andere für die sofortige Verleihung eines Kleinkunst-Preises.

Abgesehen von solchen Schoten werden Sie viel Leerlauf erleben, der therapeutisch als »Zeit zur Selbstbesinnung« bezeichnet wird. Das funktioniert auch – wenn Sie ein Einzelzimmer haben oder sich dem Gedudel, Gedröhne und Gewäsch auf Station hin und wieder entziehen können. Ansonsten hat es sich was mit Besinnung. Wenn Sie Glück haben, finden Sie einen schweigsamen Schachpartner. Wenn Sie Glück haben, finden Sie Menschen, mit denen Gespräche möglich sind. Wenn Sie großes Glück haben, finden Sie Mitpatienten, mit denen Sie erhellende richtungwei-

Entgiftungs-Potpourri

sende Gespräche führen können, in deren Verlauf Ihnen einige Lichter aufgehen.
Wenn Sie Pech haben werden Sie sich wünschen, Sie wären tot.
Oder zuhause.
Oder beides.

Nach der Entgiftung

Qualifizierte bieten für die Zeit nach der Entgiftung eine ambulante Nachsorge an. Hierbei handelt es sich um eine Art Selbsthilfegruppe, die im Krankenhaus tagt und von einem Therapeuten moderiert wird. Diese Treffen sind m. E. sehr empfehlenswert, denn sie können den plötzlichen Sturz aus der Klinik in das normale Bombardement des Alltags ein wenig abfedern. Viele suchen sehr erfolgreich parallel zur Nachsorge »freie« Selbsthilfegruppen auf.

Mein Eindruck, mein Fazit, mein Senf

- Die Möglichkeit, mit medizinischer Unterstützung vom Stoff getrennt zu werden, ist lebensrettend und segensreich. Wenn Sie auf Ihrem Weg in die Trockenheit erneut auf die Schnauze fallen – gehen Sie eben wieder hin. Der Weg ist lang, und wer dabei strauchelt, sollte sich mit Blick nach vorn wieder auf die Beine helfen lassen. (s.a Rückfallhysterie)
- Abschrecken, Denkanstöße geben, Wissen vermitteln – das kann die Qualifizierte. Hoffen Sie nicht auf therapeutische Wunder. Die Entgiftungen sind voll von Trinkern, die phlegmatisch auf ein Therapie-Wunder hoffen. Aber es ist illusorisch, zu glauben, daß Ihnen jemand in ein paar Tagen Ihren langjährigen Durst abschraubt. Die qualifizierte Entgiftung hat ihren Sinn als Einstieg in einen längeren Prozeß, als »Erste Hilfe« beim Ausstieg. Daher nennen die Fachleute ihre qualifizierte

Entgiftung auch nicht »Therapie« sondern ehrlicherweise »Motivation«. Wie gesagt: Niemand kann Ihnen in drei Wochen den Durst abmontieren. Und wenn Sie nicht zu den Glücklichen gehören, die ihre Durst-Demontage in Heimarbeit und alleine schaffen, muß eben ein Klempner gerufen werden. (Daher auch: »Seelenklempner«.) Eine gute Qualifizierte sorgt sich schon während Ihres Aufenthaltes um die Zeit danach, knobelt mit Ihnen gemeinsam ein Programm aus, vermittelt Sie an geeignete Stellen oder nimmt Sie unter die Fittiche ihrer Ambulanz.

Auch rühren sie kräftig die Werbetrommel für Langzeittherapien. Der Haken: Egal, wie motiviert Sie sind – dank Verkrustung, Antrags- und Regelwerk können zwischen Ihrer Entlassung aus der Qualifizierten und dem Antritt der Langzeit bis zu 6 Monate liegen. Das ist eine zähe Durststrecke für Leute, die vom Zahnfleisch wieder auf die Beine kommen wollen. Auch hier ist entscheidend, an welche Sachbearbeiter Sie geraten. Es gibt engagierte Suchtberater, die Ihre Bewilligung in Turbozeit klar machen, und es gibt Sandsäcke, die hauptsächlich auf Fortbildung und/oder zu Tisch sind.

- Sehen Sie zu, daß Sie nicht auf einer gemischt-psychiatrischen Station entgiften. Die Vermengung von halbnormalen und schwer kranken Patienten galt wohl mal als moderner Furz, ist in meinen Augen aber nicht nur sinnfrei und unethisch, sondern ein faustdicker Kunstfehler. Es kann natürlich den Horizont erweitern, 24 Stunden am Tag mit Fulltime-Psychotikern zusammengesperrt zu sein, aber doch wohl nur, wenn Sie selbst stabil sind. *Sie* jedoch haben das Krankenhaus ja nicht gerade wegen zu großer Stabilität Ihrer werten Person aufgesucht. Man muß schon sehr imprägniert oder ein Professioneller sein, um diese Überdosis an Leid zu ertragen. Bei mir jedenfalls gingen alle Versuche, mich auf einer solchen Station zu »behandeln«, nach hinten los. Egal, wie zerstört ich hineinkam – ich kam noch zerrütteter wieder heraus.

Auf einer reinen Entgiftungsstation, nur unter Artgenossen, können Sie noch etwas lernen, weil Sie sich wiedererkennen. In der Gruppensitzung tischen plötzlich andere z.B. genau die Ausreden, Entschuldigungen und Ausflüchte auf, die sie selbst schon strapaziert haben. Sie sehen Verhaltensweisen und hören Einstellungen, die Ihnen aus den eigenen Innereien gut bekannt sind und die erst jetzt – auf Distanz und bei anderen – ihre volle Blödheit entfalten. Es ist ein unschöner Spiegel, in den man da blickt. Schauen Sie rein und ziehen Sie Ihre Konsequenzen. Wenn eine qualifizierte Entgiftung *das* bewirkt, dann hat sie viel bewirkt.

- Für manche ist es schon hilfreich, aus dem gewohnten Umfeld genommen und qua Kontaktsperre dem Einflußbereich seiner Lieben entzogen zu werden. Perspektivwechsel tut not. Sagte schon Wilhelm II.

- Aus Gründen der Verkrustung werden Wiederholungstäter so oft wie möglich durch das komplette Programm qualifizierter Entgiftungen geschleust. Motto: Viel hilft viel. Das ist m.E. Unfug. Denn 1.) kann bei Wiederholern eine Abstumpfung gegenüber der Dramatik der Lage nicht geleugnet werden. Der stoisch-gelangweilte Trott, die verblödeten Trinksprüche, die verklärenden Sauf-Anekdoten der vielen Stammkunden beweisen das und können eine schlechte Sogwirkung auf den motivierten Erstbesucher entwickeln: Der absurde Stations-Zustand wird als quasi-normal empfunden. Die meisten Stammkunden nehmen Entgiftung nicht mehr als Extremsituation wahr, die es zu verhindern gilt. Grob gesagt: Erst hat sich ihr Körper dem Alkohol angepaßt, jetzt passen sie in ihr Leben Stations-Aufenthalte ein. Es gibt nicht wenige Menschen, die im Stationsleben aufblühen und am Entlassungstag schlagartig abblühen. Auch eine Möglichkeit,»Normalität« herzustellen. Zynisch gesagt: Eine qualifizierte Entgiftung mit fatalistischem Patientenüberhang produziert qua Elends-Akklimatisation ihre eigenen Kunden.
Aber das ist nur meine demütige Einschätzung.

2.) Spätestens nach der zweiten qualifizierten Entgiftung kennt der wache und motivierte Patient den Lehrstoff auswendig, hat eine Ahnung von weiteren Behandlungsmöglichkeiten und sollte schleunigst wieder zurück in das real existierende Leben, um sich erneut in freier Wildbahn zu erproben. Er sollte nicht eisern durch das übliche Regelwerk geschleust werden; eine qualifizierte Rückfall-Analyse dürfte reichen.

3.) Der therapeutisch Fortgeschrittene, den es im Verlauf seines Werdegangs zum Trockenen kurzzeitig geschrägt hat, kann eine undramatische Schnellentgiftung durchziehen. Ohne klinischen Klimbim, ohne Rückfall ins Stationäre, so ambulant wie möglich. Für eine ambulante Entgiftung müssen Sie aber ein stabiles Umfeld haben und körperlich so fit sein, daß Sie auf dem täglichen Gang zur Sucht-Ambulanz garantiert kein entzugsbedingter Körperkasper zu Boden streckt.

Hiermit können wir den somatischen und grobkörnigen Teil abschließen und uns vom Meßbaren (Leberwerte, Hirnlöcher etc.) ins noch nicht ganz so Meßbare (Seele, Verhalten, Vernunft) wagen.

5. Feste Posten, alte Muster

Jeder hat eine, aber keiner weiß genau, wie sie aussieht: die Psyche. Dabei ist sie das A und O jeden Wesens, oder poetisch formuliert: Die Seele ist das Treibmittel im Hefeklops Mensch. Ohne sie läuft gar nichts, überall mischt sie sich ein, ob wir nun essen, schlafen, morden oder Wasserski fahren – die Psyche ist praktisch immer mit von der Partie. Darum versucht der Mensch seit Menschengedenken, die Psyche zu durchschauen: Welche Gesetzmäßigkeiten gibt es (Aktion = Reaktion, z. B. Gefahr = Angriff/Flucht) und was läuft ab, wenn Gesetzmäßigkeiten außer Kraft treten. In Sachen Alkoholismus begab sich die Wissenschaft denn auch auf die Suche nach Gesetzen. Erst glaubte man, der Trinker sei halt ein moralisch verkommenes Luder, das durch strenge religiöse Erziehung, Bestrafung, Zwangsarbeit oder jeden Tag eins auf die Schnauze zu heilen sei. Dies ging ebenso schief wie die Behandlung des Alkoholikers als Opfer schlechthin. Auf der Suche nach der »typischen Trinkerpersönlichkeit« wurde irgendwann entnervt festgestellt, daß es die gar nicht gibt. So vielfältig waren die Psychogramme, daß man sich eingestehen mußte: Durchschnittliche Trinker sind eigentlich genauso gut oder schlecht ausgerüstet wie der durchschnittliche unabhängige Bürger. Sie sind genauso klug, dämlich, mutig, feige, roh oder sensibel wie Nichttrinker. Wenn man sie sticht – bluten sie nicht? Wenn sie ins Hallenbad gehen – kriegen sie keinen Fußpilz?

Dann stießen die Forscher doch noch auf gewisse Gesetzmäßigkeiten: Krankheitsbedingungen und Krankheitsverläufe ließen sich irgendwann katalogisieren und wiesen tatsächlich Übereinstimmungen auf.

Diesen Beobachtungen verdanken wir das Wissen, wie die Standardausrüstung der meisten Alkoholiker aussieht; welche festen Posten und alten Muster bei Profi und talentiertem Amateur quasi serienmäßig auftreten.

Die Stereotypen im Suchtkatalog tragen solche Namen wie SUCHTDRUCK, SUCHTVERLAGERUNG, RÜCKFALL. Das vierte Highlight, an dem Therapeuten und Trinker zu knabbern haben: die ANGEHÖRIGEN.

Beschäftigen wir uns aus Gründen unserer trinkertypischen Bequemlichkeit zunächst mit diesen Mustern; die komplexen suchtpsychologischen Feinheiten lassen wir uns später um die Ohren fliegen.

Fester Posten 1
Der Suchtdruck

Beschrieben wird er als »heftiges Verlangen« nach Alkohol, als der »unbezähmbare Wunsch«, sich einen zu ballern. Der Arzt nennt ihn »craving«, der Trinker gerne »Saufdruck« oder schlicht »Druck«.

Der Druck kommt sowohl beim praktizierenden Profi wie auch beim trockenen Ehrenamtlichen vor. Er kommt gerne unangemeldet; aus heiterem Himmel steht er plötzlich vor der Tür und begehrt Einlaß. Im Gegensatz zu den Zeugen Jehovas läßt er sich aber nicht einfach so abwimmeln. Der Druck hat Ausdauer und beherrscht alle Tonfälle. Es gibt so 'ne und solche cravings. Mal dauert es wenige Minuten, mal einige Stunden, mal belagert es tagelang die Tür und nervt den trockenen Bewohner. Mal klopft es leise an und säuselt: »Wie wär's?«, mal lärmt es im Treppenhaus und röhrt im Befehlston nach Stoff.

Der Un-Abhängige kennt von sich vielleicht den Wunsch: »JETZT ein Gläschen!«
Der Druck ist der große Bruder des Wunsches. Jetzt kann der Laie sagen: »Da muss man doch nur einfach NEIN sagen!« Einfach!

Einfach ist das Einmaleins! Einfach wäre es, Alkoholismus als die einzige Krankheit zu beschreiben, die durch das bloße **Weglassen** eines Stoffes zum Stillstand kommt. Also doch nur Willensfrage? Quatsch. Genau hier müssen wir den Topos »**Suchtgedächtnis**« auseinandernehmen.

Stellen wir uns einen unsüchtigen Normalo mit seinem Normalo-Stoffwechsel vor, der an einer Kneipe vorbeigeht. Direkt hinter ihm auf dem Bürgersteig: ein seit längerem trockener Profi. Und jetzt schauen wir in die Hirnkästchen der beiden Fußgänger.

Der unsüchtige Normalo geht an der Kneipe vorüber, pfeift eventuell ein Liedchen, schimpft innerlich wie ein Rohrspatz auf seinen Chef oder überlegt, was er sich zum Abendessen in die Pfanne hauen wird. In seinem Oberstübchen spielen sich also ganz reguläre Vorgänge ab, Reize werden weitergeleitet, die Umwelt wird wahrgenommen, der Stoffwechsel stoffwechselt unauffällig vor sich hin und der Normale verschwindet aus unserem Blickfeld.

Nun ist der Profi auf gleicher Höhe mit der Kneipe angelangt. Er pfeift eventuell auch ein Liedchen oder schimpft oder denkt an das Abendessen. In seinem Oberstübchen die entsprechenden Vorgänge: Reizleitung, Wahrnehmung, Stoffwechsel. Nun ist die Kneipentür aus sommerlichen Gründen weit geöffnet und das Wirtshaus-Odeur zieht gemächlich ins Freie. Zur Tür hinaus, über den Bürgersteig hinweg, um die Nase unseres Profis herum. Der geht weiter; vielleicht hat er die Kneipe noch nicht einmal gesehen. Eigentlich hat er nur eine Kneipen-Prise abbekommen. Der Geruch wird ordnungsgemäß ins Oberstübchen gemeldet. Plötzlich kommt Unruhe in den Stoffwechsel: Da war doch mal was! Schon meldet sich Muttis Suchtgedächtnis!

Laut Wissenschaft wird hierbei die vordere Hirnregion zappelig. Dort erinnert man sich bestens daran, was passierte, wenn diesem Geruch auch noch das entsprechende Getränk folgte: Die Wohlfühler fluteten die Schankstube, uns wurde so schön warm, sorglos und knuddelig zumute – allein bei dieser Erinnerung läuft den Rezeptoren das Wasser im Munde zusammen, und was machen

sie? Diese pawlowschen Schweinehunde geben sofort eine Sammelbestellung auf! Mach-mir-ma-n-bier!
Unser Profi ist schon längst an der Kneipe vorbei und stellt erschrocken fest, daß sich plötzlich ein Trink-Gedanke meldet. Und eine Vision von guten, alten Zeiten und besserer Befindlichkeit.
Die Rolle des Körpers ist perfide:
1. Er verlangt nach Alk.
2. Er geht davon aus, daß ihm selbiger jeden Augenblick zugeführt werden wird.
3. Daraufhin reagiert er schon mal vorab mit seinem gewohnten Anti-Alk-Programm: In Erwartung des durch Alkohol bewirkten Ungleichgewichts (Beruhigung, gehemmte Reizleitung) erhöht er nämlich vorsichtshalber seine Reizbarkeit. Er setzt sich selbst unter Stress, da ja jeden Moment mit dem altbewährten Sedativum zu rechnen ist.
Ergebnis: Der Craving-Geplagte wird nervös, gereizt und/oder ängstlich.

> Der Körper kann die Vorwegnahme des Trunks so weit treiben, daß – auch ohne einen Tropfen Alkoholzufuhr – Entzugserscheinungen auftreten. Die Wissenschaft spricht von »antizipierten Entzugserscheinungen«; ich nenne es gerne »**Phantomkater**«:
> – Ein Mitpatient spazierte einen Nachmittag lang durch die Stadt und sah Menschen, die in Biergärten saßen und »schön beschlagene Gläser« vor sich hatten. Er kam zurück, erzählte davon, und am nächsten Morgen meldete er fassungslos einen Kater mit allem Drum und Dran.
> – Ich trank im Zuge einer alkoholfreien Silvesterparty alkoholfreie Bowle, die seltsamerweise verdammt nach echter Bowle schmeckte. Ich schlief stocknüchtern ein und erwachte mit Flattermann und Kopfweh.
> Der Körper kann sogar einen »Phantomrausch« (protrahierter Rausch) produzieren: Stolpern, Aufgekratztheit und Co. bei 0,000 Promille.

So etwa müssen Sie sich den psycho-chemischen Ablauf eines Cravings vorstellen. Womit auch geklärt wäre, warum Abstinenzler einen Bogen um (angeblich) alkoholfreies Bier (bis zu 0,5 %) machen sollten. Auch muß man seinem Körper nicht leichtfertig mit Rum-Aroma und ähnlichen Suchtgedächtnisstützen auf die Sprünge helfen. Trotzdem kann Alkohol, der in Minimaldosis und **nicht bewußt** aufgenommen wird, ungehört im System verpuffen.

Neben den körperlichen Abläufen gibt es das Modell »gedankliches Craving«. Das reicht von der flüchtigen Trink-Idee über mittelgewichtige Erwägungen bis zum drückenden Schwergewicht, das im Hirn nur noch Trink-Gedanken zuläßt und ringsum ausschließlich Trinkende und Getränke sieht (selektive Wahrnehmung). Das Leben wäre wunderbar, wenn beim Craving die Erinnerung an Entzug, Kotzerei, verlorene Führerscheine, Arbeitsplätze und Freunde über den Trinker käme wie ein Nudelholz. Aber dank einer Fehlkonstruktion werden die Höllenfahrten ausgeblendet (kognitiver Block) und dafür die Tapes mit den schönsten Trinkerlebnissen eingespielt.

Beim erfahrenen und leidgeprüften Trinker springt fast zeitgleich die Alarmanlage an, und es kommt zu einem bizarren Widerstreit: Vorne gaukelt sich das Hirn die allein seligmachende Wirkung des Alks zurecht, hinten dröhnt es: »Houston, wir haben ein Problem!« und es kommt zu einer Schlammschlacht zwischen Vernunft und Verklärung. Besseres Wissen gegen durstige Phantasien. Argumentation auf höchstem Niveau:

»Du weißt doch genau, wie das ausgeht!«
»Och, ich hab doch so lange nicht mehr ...«
»Du wirst es bereuen!«
»Einer wäre keiner ... ich hab's mir verdient ... mir geht's so gut/schlecht ... ich kann ja jederzeit wieder aufhören – daß ich so lange trocken bin, ist der Beweis!«

Wann, wo und durch welchen Auslöser der Trinker vom craving heimgesucht wird, hängt von seinen alten Trink-Erfahrungen, Trink-Gewohnheiten sowie seiner seelischen Tagesform ab. Je nach Konditionierung reagiert der eine auf Bier-Werbung, der andere auf gewisse Plätze, Gerüche, Situationen. Gerade Standardsituationen, die früher regelmäßig begossen wurden, bringen den Trockenen zum Wanken; harmlose Situationen (Geschäftsabschluß, Sonntagsputz) ebenso wie harmvolle Situationen (Ehekrach, Kontoüberziehung). Alte Rituale sitzen tief. Menschen, die sich ohne den Hauch eines cravings in Saufaus-Gesellschaft bewegen können, sich problemlos jahrelang in Kneipen mit Apfelschorle wässern, finden sich in einer ihrer Standardsituationen wieder, meistern diese sogar, betreten etwas später eine Tanke, um 30 Liter Diesel zu bezahlen, und verlassen sie mit einer Flasche Scharlachberg.

Extempore Selbstbetrug und Schaffensrausch

Bisher wurden Sie mit klaren Fakten versorgt, die straff in eine sorgfältig choreografierte Moderation eingeflochten waren. Jetzt werde ich Ihnen mal zeigen, was dabei herauskommt, wenn sich die intensiv-konzentratorische Nüchternheit unter Alkoholeinfluß auflöst und der sogenannten »alkoholischen Wurschtigkeit« Platz macht. Ich werde nun also – unter strenger Aufsicht und nur im Dienste von Forschung & Auflage – meine jahrelange Abstinenz brechen, mir einen leichten löten und dann erneut versuchen, Ihnen den Jellinek zu erklären. Sie werden sehen: Das Ergebnis wird quasi unleserlich sein, aber ICH werde mich an dem Ergebnis ergötzen und herumbrabbeln, daß ich noch nie etwas Besseres geschrieben hätte! Denn dem berauschten Künstler quillt die angebliche Kreativität aus jedem Knopfloch. Platte Witzchen werden zu Bonmots, wirre Gedanken zu Querdenkerei und emotionaler Bullshit zu Lyrik. Der Schauspieler und Regisseur Fritz Kortner brachte die alkoholische Verblendung genial auf den Punkt, als er über einen dem Suff verfallendenden Schauspieler sagte: »Herr X erlebt gerade den Absturz vom Talent zum Genie.«

In diesem Zusammenhang können wir auch endlich mit dem Vorurteil aufräumen, daß der Künstler an sich fähig sei, »im Rausch« etwas Vernünftiges zu schaffen. Ich habe mich mal in Kollegenkreis und Biografien umgesehen: Künstler saufen, rauchen oder spritzen meistens erst NACH der Arbeit! Selten WÄHREND! (Außer dem Spiegeltrinker, der sein Niveau braucht, um überhaupt die Leinwand zu treffen.) Es gibt ihn schon, den »Schaffensrausch«, aber der stellt sich im Zuge der Arbeit aus endokrinologischen Bordmitteln selbst her. Aah, dieses tranceartige Wegsacken aus Raum und Zeit, diese Selbstauflösung, dieses orgiastisch-humanistisch-diabolische Durchknallen bei gleichzeitiger Wortkontrolle und diszipliniertem Scharfdenken, diese vor Konzentration hochbretzelnden & dampfenden postsynaptischen Membrane, und sobald man den Punkt gesetzt hat und für's erste entleert ist: die Zigarette danach ...

Ist z. B. der Schriftsteller während der Arbeit synthetisch breit, fällt der Teil mit dem disziplinierten Denken weg, und das merkt man dem Œuvre an. Saufen geht einfach auf Kosten von Präzision und Feinmechanik. Und der kluge Künstler lässt das pastöse Œuvre nach Ausnüchterung verschämt im Papierkorb verschwinden. Nur Dauerbesoffene, Dilettanten, dauerbesoffene Dilettanten oder Martin Walser wollen das dann auch noch veröffentlichen. Weil sie –: siehe Realitätsverlust.

Zurück zum Selbstversuch. Trotz meiner Trinkerkarriere kann ich hier hoch und heilig schwören, daß sich in meinem veröffentlichten Œuvre *kein* – ich wiederhole: KEIN Satz befindet, der unter Alkoholeinfluß formuliert wurde.

Aber heute geht es ja um eine wissenschaftliche Demonstration, und für diesen altruistischen Akt werde ich jetzt mit meiner Gewohnheit brechen und trinkend schreiben. Gott schütze mich!

– – –

So. Jetzt durften Sie live und unzensiert ein besonders schönes, sehr ausgebufftes Craving miterleben. Ich wurde nämlich während des Schreibens plötzlich nervös. Zu viele Erinnerungen, gute wie schlechte, umspülten mein Hirn. Gerne hätte ich es abgestellt. Ich suchte mit der einen Hirnhälfte noch nach einem guten Trink-Grund und mit der anderen schon nach dem Korkenzieher. Nun sagte mir meine Ratio: Laß das. Argumentierte der Durst: Wäre doch im Dienst des Buches! Du würdest Zug um Zug kontrolliert Deinen Pegel erhöhen, die Ergebnisse notieren, wieder ausnüchtern und im nüchternen Zustand Dein Trink-Protokoll als Bereicherung einarbeiten! Wäre doch nur für einen Tag! Warum eigentlich nicht? Die Wege des Herrn Cravings sind doch erforschlich. Und ich bin gerade knapp an einem Rückfall vorbeigeschrammt.

Fester Posten II
Der Rückfall

Früher, als unsere Großväter noch auf den Bäumen tranken und Sucht-Therapeuten weiße Zipfelmützen trugen, wurde der Rückfall als Anfang vom Ende bejammert. Ein um Abstinenz bemühter Trinker galt durch einen Rückfall als rettungslos der Gosse geweiht. Im Laufe der Zeit wurde Rückfall mit allem besetzt, was der Katastrophen-Sprachschatz herzugeben hat. Er wurde unterlegt mit einem Klangteppich aus: Schuldig! Gescheitert! Unverbesserlich! Alles sinnlos! Die Panikmache auf allen Seiten war groß. Die Angehörigen überschlugen sich in Vorwürfen, der Trinker verlor das letzte Teilstück Selbstbewusstsein, und der Therapeut war frustriert, wenn nicht persönlich beleidigt. Sogar Selbsthilfegruppen hielten über am Boden zerstörte Rückfällige wahre Standgerichte ab. So verselbständigte sich der Rückfall als böser schwarzer Mann und Super-GAU. Noch bevor es überhaupt zu einem Rückfall kam, konnten Therapeuten und Angehörige dem Süchtigen damit drohen, ihn erpressen und ihm das Mütchen kühlen.

War ich zuhause oppositionell, kam sofort: »Du bist doch kurz vor einem Rückfall.«
Und mein erstes Gespräch mit der Beraterin Silberschuh begann so:
Ich: »Guten Tag, Borowiak.«
Sie: »Guten Tag, Silberschuh. Wie geht es Ihnen?«
Ich: »Sehr gut, danke.«
Sie: »Na, der nächste Rückfall kommt bestimmt.«
Bis heute bin ich beeindruckt von dieser Mischung aus Feingefühl und zupackendem Pragmatismus. Ich will nicht wissen, wie viele Rückfälle nur dadurch entstanden, daß dieses unheilverkündende Wort dem Süchtigen mit Glitzer-Edding auf die Stirn gelettert wurde. Das nennt der Fachmann Bigotterie: »Du kriegst sowieso einen Rückfall. Aber wehe, wenn!« Ich nenne so etwas **Rückfallbegünstigung** (s. a. ANGEHÖRIGE)
Im stationären Therapierahmen war es üblich, den Rückfälligen zu entlassen. Was etwa so sinnvoll ist, als würde man zu einem Patienten der Hautklinik sagen: »Sicher behandeln wir dich gegen Akne. Aber beim ersten Pickel fliegst du raus!«
Kurz: Die ganze Alkoholikerwelt geriet wg. Rückfall außer Rand und Band; die Angehörigen kreischten, die Trinker heulten, die professionellen Helfer bepissten sich. Es ging zu wie beim Konzert einer Boygroup.
Und die heulenden Trinker glaubten sich deshalb nach den ersten Schlucken bereits so verloren, daß sie vor Scham und Schreck à la Methode »verbrannte Erde« erst recht weiter soffen.

Zum Glück sind diese Zeiten beinahe vorbei. Inzwischen widmet man sich mehr der **Rückfall-Analyse** und der **Rückfall-Prophylaxe** als der Rückfall-Hysterie. Rückfälle werden differenzierter gesehen und auch so benannt: Abstinenzunterbrechung, Vorfall, Zwischenfall, Rückfall, heftiger Rückfall.
Trinkmenge, Trinkdauer, Trinkschluß und die Abstinenz danach bestimmen die jeweilige Bezeichnung. Schwach werden, eine Flasche Wein reinhauen und danach wieder jahrelang abstinent leben –

ein schwerer Rückfall sieht anders aus. Und einen wochenlangen Rückfall in das alte Saufmuster wird niemand (außer dem aktuell trinkenden Trinker) als Abstinenzpause bezeichnen. Wichtig: Der durchschnittliche Rückfall verläuft nicht Schlag auf Schlag in der strammen Reihenfolge »Craving–Trinken–Gosse«. Er kann sich zeitlich und räumlich dehnen: Hier mal ein Bier, dort mal einen Schoppen – und dies ohne sofortigen Kontrollverlust, was den Trinker wiederum zu der Ansicht verführt, er sei suchttechnisch über den Berg. So kann das wochen-, sogar monatelang »gut«gehen, bis der alte Status wieder erreicht ist. Und *der* steht bei ca. 95 % aller Probetrinker am Ende des Ausfluges. Ich nenne diese Phase »Rückfall-Anlauf«. Der rein rechnerische (»gemessene«) Schlamassel beginnt zwar mit dem ersten Glas; das deutlich sichtbare und auch tatsächlich »gefühlte« Absaufen findet später statt.

Schneidet Ihr Therapeut das Thema »Prophylaxe« an, ist der obligatorische »Notkoffer« nicht weit. Der gute alte Notkoffer: *Schreiben Sie auf, welche Handlungen/Gedanken Sie im Falle eines Cravings vom Griff zur Flasche abhalten: Ich rufe sofort XY an oder memoriere böse Trink-Erinnerungen oder fahre Fahrrad oder gucke Fernseh (RTL III, »Die dümmsten Trinker Deutschlands«.) Stecken Sie den Zettel in Ihr Portemonnaie und lesen Sie ihn bei Gefahr im Verzuge durch.* Diese Zettelwirtschaft soll schon Milliarden Süchtiger vor einem Rückfall bewahrt haben.

(In eigener Sache: Ich persönlich finde den Begriff Notkoffer ja superdoof lächerlich, Kindergarten und Baby. Aber das ist meine Privatmeise, weil ich mehrmals miterleben durfte, wie vorgefertigte Zettel verteilt wurden, auf denen tatsächlich die Umrisse eines Köfferchens zu sehen waren und wo man dann mit seinem Filzer reinschreiben sollte, was einen abschrecken tät, und das bei mir nie geklappt hat und ich auch keinen kenne, der erfolgreich damit arbeitet. Aber wenn's andere schön macht und trocken hält ...)

Fester Posten II: Der Rückfall

Klar ist, daß jeder Trinker seine auf ihn zugeschnittene Strategie der Rückfallverhinderung entwickeln muß. Da hilft nur Rumprobieren, einen Erlkönig entwickeln und diesen dann optimieren. Fragen Sie nach; gute Therapeuten haben noch mehr Vorschläge als den doofen Notkoffer im Portemonnaie auf Lager und können Sie da individuell beraten. (Sicherer Ort, Antireflexe etc.)

Bei der Rückfall-Prophylaxe wird auch die Frage der **Rückfallvorbereitung** behandelt. Viele Profis schwören, daß der Rückfall sie so unerwartet erwischt hätte wie ein Platzregen aus heiterem Himmel. Aber für beide Fälle sagt der Fachmann: Es gibt Vorzeichen. Man muß sie nur erkennen, die Wolken. Dann bleibt auch genügend Zeit, um sich rechtzeitig ins Trockene zu bringen. Warum werden trotzdem immer wieder so viele Spaziergänger bzw. Abstinenzler nass? Die Fachleute haben folgende Gründe eruiert:

Rückfallgrund 1: Leichtsinn.
Mir geht's klasse. Ich war so lange trocken – da werden mich die paar Tropfen auch nicht umhauen!
(Beispiel: Ein bis dato 7 Jahre alkoholfreier Freund schlenderte über den Weihnachtsmarkt, ihm war feiertäglich zumute und er wähnte sich in einem erlösermäßig guten Gesundheitszustand. An einem Glühweinstand traf er auf Bekannte, trank ein Gläschen Glühwein, eine Woche später kannte er nicht mehr den Unterschied zwischen Maria und Joseph, und dabei blieb es denn auch bis in den Sommer nächsten Jahres. Sein Fazit: »Hochmut kommt vor dem Rückfall.«

Grund 2: Mangelnder Selbstschutz.
Ich sehe die Wolken, aber ich mache mich nicht auf den Weg. Ich merke, wie sich etwas in mir zusammenbraut; ich bin nervös, porös und überlastet, aber ich steuere nicht dagegen. Ich mache weiter, während sich der Himmel über mir zuzieht.

3. Absicht

Eigentlich will ich in den Regen (plus Traufe). Vielleicht bin ich *zu* trocken. Vertrocknet wie ein gelber Rasen. Und müsste mal wieder gesprengt werden.

Kurz: Ich habe DURST! Und gehe direkt auf die Regenwand zu.

Die sinnvollste Reaktion auf Rückschläge egal welcher Ausprägung ist eine wertfreie **Analyse**: Was hat den Rückfall ermöglicht? Wo klemmt es noch im System? Woran muß ich noch arbeiten? Rückfall als eine Phase auf dem Weg der Optimierung; manche sprechen daher auch von »Rückfall als Chance.« Jeder Rückfall könnte heilsam gewesen sein. Und somit der letzte seiner Art. Bevor jetzt Kirchentagsstimmung aufkommt (»Wir haben auch den Rückfall lieb!« bzw. »Dankeeh für jeden schwee-ren Absturz«), noch ein paar Takte Biologie:

Sie erinnern sich dunkel an unsere alkoholabbauende Eliteeinheit MEOS? Die daran schuld ist, daß auch der trockenste Abstinenzler bei einem Rückfall ganz geschwind wieder sein altes Trink-Level erreicht? Und daran, daß der Körper keine Reset-Taste hat? Es ist kaum zu glauben, aber wahr: Jeder heftige Rückfall ist sowieso ein Schlag ins Körperkontor, aber er steigert auch noch mit jedem mal seine Heftigkeit. Da werden lange Trockenzeiten nicht gutgeschrieben oder angerechnet. Menschen, die 20 Jahre lang abstinent waren, tranken sich innerhalb von fünf Tagen krankenhausreif, wankten fassungslos durch die Gänge und mussten mühsam wieder aufgebaut werden (»Das ist nicht das Ende!«). Stimmt. Der letzte Rückfall kann der letzte gewesen sein. Aber alle Profis sollten sich auch die Worte von Sepp Herberger merken: Der nächste Rückfall ist immer der schlimmste.

Kleines Rückfall-Rätsel

Sein letztes Geheimnis hält der Rückfall bis heute verborgen. Wie ein Craving zustande kommt, ist klar und hat Logik. Aber was passiert genau in dem Zeitraum zwischen Regung und erstem Schluck? Sowohl Trinker, die nach den ersten Schlucken das Manöver vorzeitig abbrachen (Rückfallabbruch), wie auch diejenigen, die mit 180 Sachen reinrauschten, berichten von Blackouts und beschreiben sich in dieser Situation als »wie ferngesteuert«. Während der Langzeit radelte Freundin Amelie durch die Natur, am Ortsausgang winkte sie den Mitpatienten, sie mögen weiterfahren. Sie, Amelie, brauche noch etwas aus der Tanke. Minuten später hatte sie einen Flachmann gekauft. Amelie beharrt bis heute glaubhaft auf ihrer Blackout-Version. Die um so glaubhafter wird, da sie während des Kaufvorgangs nicht wahrgenommen hatte, daß es sich bei dem einzigen anderen Kunden um einen Benzin bezahlenden Mitarbeiter der Klinik handelte … Als Amelie ihn endlich bemerkte, reagierte sie mit einem erschrockenen: Jetzt ist ja eh alles wurscht! und pfiff sich auf einem Feldweg den Flachmann rein. Ergebnis: eine Woche Ausgangssperre. Die dazugehörige Analyse endete aber immer wieder in der Sackgasse Blackout.

> **Denksport: Die entscheidenden Minuten vor einem Rückschlag**
> Wenn ein Rückfall nicht in Gedanken, Worten und Werken vorbereitet wurde und es dennoch plötzlich Spitz auf Knopf steht – wie viel Entscheidung wird da von wem getroffen? Immerhin bleibt meistens noch ein zeitlicher Spielraum der Strecke **Stoff organisieren** → **Trinken**. Wo treibt sich in diesen Momenten eigentlich – wenn man ihn schon mal braucht – der »freie Wille« herum? Oder bricht da zeitlich paßgenau ein spezielles Alkohol-Immunsystem zusammen? Löst sich unser innerer Gesundheits- und Ethikrat auf? Und entsteht durch sein Verschwinden ein schwarzes Loch, das alle Widerstände um sich herum aufsaugt? Widerstände wie Vernunft, Erfahrung, Respekt? Freier Wille? Haben wir überhaupt einen? Diskutieren Sie diese Frage mit Ihren Reflexen.

Fester Posten III
Angehörige – Fluch oder Segen?

Es gibt zwei Sorten von Angehörigen: Die Geher und die Bleiber. Geher verlassen – peu à peu oder Knall auf Fall – den Dunstkreis des Trinkers. Weil sie das Elend nicht länger ertragen, weil es sie nervt, aus Selbstschutz und weil sie noch etwas Besseres vorhaben, als an der Seite eines Menschen auszuharren, der sich immer wieder wesensverändernde Drogen reinzieht. Beziehungsabbruch in großem Stil: Partner gehen, Freunde verschwinden, Eltern schmeißen raus.
Der Trinker reagiert
- erleichtert, weil er jetzt endlich befreit und unbenörgelt konsumieren kann (sturmfreie Bude), oder
- der Abzug der Angehörigentruppe reißt ihn in Verzweiflung und Hoffnungslosigkeit, die ihn je nach Konstitution wachrüttelt und anspornt (Ich will sie alle zurückhaben / Die werden sich noch wundern / Denen geb' ich »Alkoholiker«!),
- oder er stürzt jetzt erst recht in seinen Orkus ab (»Alles verloren, alles sinnlos, denen geb' ich »Alkoholiker«!),
- oder er erwacht zu neuem Leben, weil er sich zielgerichtet jene Personen vom Leibe gesoffen hat, unter denen er litt und die er nüchtern nicht vor die Tür setzen konnte/wollte. Auch das kommt vor.

Die Bleiber nehmen den Kampf auf, machen sich kundig (Suchtberatung, Selbsthilfegruppe) und lassen den Trinker trotz eines konsequenten und für ihn oft unbequemen Verhaltens eine Grundsolidarität spüren, das Gefühl: Es gibt eine Hoffnung und Du befindest Dich noch nicht in freiem Fall.
Die Bleiber führen einen heroischen Kampf, so viel steht fest.
Aber damit wir jetzt nicht ein pathetisches Hohelied anstimmen, vor kritikloser Begeisterung für die selbstlosen, heldenhaften Angehörigen unter uns machen, und damit hier ja keine gute Laune aufkommt, werfen wir einen scharfen Blick auf den gestörten

Typus des Bleibers. Sein Verhalten bezeichnet der Fachmann als co-abhängig. Was darauf hinweist, daß auch zu einer vom Alkohol zerrütteten Beziehung mindestens zwei gehören.

Die Co-Abhängigkeit

... besteht nicht darin, daß der Partner des Alkoholikers durch synchrones Mittrinken ebenfalls zum Alkoholiker wurde. Synchrontrinken kann zwar auch vorkommen, aber die Griffel der Co-Abhängigkeit reichen so subtil und weit in das Partnergeflecht hinein wie ein verdammter Pilz ins Erdreich.

Der Begriff Co-Abhängigkeit beschreibt den Zustand, in dem sich Angehörige zum Helfershelfer des Trinkers machen: Sie entschuldigen ihn bei anderen (»Mein Mann hat Grippe, meine Gattin Migräne, ich bin gegen einen Schrank gelaufen«), räumen für ihn Probleme aus dem Weg, übernehmen seine Aufgaben und lügen ihm den Rücken frei. Ergebnis: Der Trinker spürt keinen Anlaß, seine Trinker-Situation zu ändern. Co-Abhängige meinen es gut und gießen dabei noch Öl bzw. Sprit ins Feuer. Bei der Co-Abhängigkeit spielen eine Rolle: Verantwortungsgefühl, Mitleid, Liebe, Loyalität, Naivität, Selbsterhaltung, aber auch Profit; den Co-Abhängigen gibt es in den Modellen »Opfer« und »Kriegsgewinnler«. (Ich spreche hier nur von erwachsenen Angehörigen. Das Thema »Kinder und ALK« werde ich auch weiterhin auslassen – es ist mir schlicht zu groß bzw. kenne ich meine Grenzen.)
Also:
Das Opfer geht in seinem Bemühen um den Saufaus an die Grenzen der eigenen Gesundheit, zieht sich oft massive psychosomatische Störungen zu und führt ein verbogenes Leben, dessen Qualität ausschließlich vom aktuellen Zustand des Trinkers abhängt. Es erlebt eine dauerhafte Extremsituation, ein Wechselbad aus Terror und Neuanfängen inkl. der üblichen Schwüre; Liebesschwüre, Treueschwüre, Abstinenzschwüre. Es versucht (Naivität? Größenwahn? Masochismus?) den Kranken zu therapieren und bleibt

dabei selbst auf der Strecke. Und es muß schon sehr viel Wein den Rhein hinabfließen und die Hoffnung auf Null stehen, bis das Opfer endlich den Absprung von dem trinkenden Querschläger in seiner Biographie schafft; sei es durch Besuche bei Angehörigen-Gruppen, die ihm neue Wege aufzeigen, sei es durch endgültige Trennung.

Der Kriegsgewinnler trennt sich nicht. Er leidet zwar auch, aber er holt für sich selbst dabei noch etwas heraus. Er ist ein Trittbrettfahrer. Er bleibt weiter und trotz aller Leiden am Ball; der Profit scheint die Nachteile zu überwiegen, eine Kosten-Nutzen-Rechnung scheint noch immer aufzugehen. Dieser Nutzen liegt auf dem Gebiet der MACHT. Emotionale, soziale, finanzielle Macht. Je schwächer, angreifbarer und hilfloser der Trinker daherkommt, um so mächtiger wird der Kriegsgewinnler:

- Er jammert der Welt die Ohren voll und wird mit Respekt & Mitleid entlohnt; die Vertreter dieser Spezies lassen sich vom Umfeld als Samariter und Märtyrer abfeiern. Als Gegenleistung polstern sie die Missetaten der Trinker in ihren Berichten dramatisch auf. (Sozialer Gewinn)
- Er genießt seine Überlegenheit bzw. seine weiße Weste gegenüber einem ganz eindeutig schuldigen, schwachen und wertlosen Sparringspartner: Ich bin sauber, Du bist Dreck. (Emotionaler Gewinn)
- Vielleicht wird er auch plötzlich zum Alleinverwalter der gemeinsamen Kriegskasse. Und bleibt, solange/weil seine finanzielle Versorgung durch den Trinker gewährleistet ist.

Hier haben wir auf der einen Seite die Meise des Trinkers und auf der anderen Seite die ergänzende Meise des Angehörigen (Korrelations-Meise).

Das klingt hart & herzlos, und ich höre schon die Leserbriefe von empörten Co-Abhängigen in den Verlagsbriefkasten plumpsen, aber – das ist nun mal eine splitternackte Tatsache, Leute! Sucht-Therapeuten kennen diese Spielchen nur zu gut: Da kommt der Trinker trockengelegt und besten Willens aus der Therapie, alles freut sich über seine Nüchternheit, aber jetzt geht der Terror erst richtig los! Was sich nach der Trockenlegung eines Trinkers abspielt, gehört zu den Klassikern des post-alkoholischen Familiendramas.

Malen wir uns das mal aus:

Papa zieht in den Krieg (Suff). Mama muß sich um alles kümmern und weitet zwangsläufig ihren Aktionsradius aus (Erziehung, Finanzen, Organisation). Jetzt kehrt Papa aus der Kriegsgefangenschaft (Langzeittherapie, Selbsthilfegruppe) wieder heim. Die Freude über die Abstinenz ist zunächst groß. Wird aber immer kleiner. Denn der rundumerneuerte Papa hat neue Ideen oder er will wieder auf seinen früheren, voralkoholischen Familien-Platz. Aber da sitzt schon jemand: Mama. Ein veränderter Papa kehrt in ein ihm durch den Suff entglittenes und inzwischen verändertes System zurück. Wenn das nicht nach Ärger riecht!

Daher gelten die ersten Wochen nach Rückkehr des Trockengelegten als größtes Gefahrenmoment in der Abstinenz-Karriere. Sprüche wie: »Als er noch getrunken hat, war es besser!« sind keine Seltenheit. Oder: »Als ICH noch getrunken habe, hatte ich weniger Ärger.« Das sind natürlich bombige Voraussetzungen für ein trocken-harmonisches Leben! Von wegen: »Ohne Alk wird alles gut!« Eher: Ohne Alk wird alles anders! In nassen Zeiten gehen Familien, Partnerschaften, Freundschaften zu Bruch. Aber in trockenen Zeiten nicht minder. Und in nicht wenigen Kriegsgewinnler-Beziehungen einigt man sich darauf, es doch lieber beim Nassen zu belassen. Da weiß man, was man hat. Guten Abend.

Die alte Frage: »Angehörige – Fluch oder Segen?« wäre also mit einem klaren »Jain« beantwortet. Manche wirken segensreich, andere befördern – bewußt, fahrlässig oder unbewußt – Tiefs und Rückfälle.

Angehörige sollten UNBEDINGT eigene Selbsthilfegruppen aufsuchen. Das hilft ihnen nicht nur beim Vermeiden typischer Fehler (Sprit weggießen, alte Vorwurfs-Wäsche waschen bzw. überbe-

hüten und den Trinker quasi ins Grab glucken), sondern auch, besser für sich selbst zu sorgen (falsche Verantwortungsgefühle ablegen, konsequentes Handeln, Autonomie). Partnertherapien werden heutzutage wie sauer Bier angeboten. Wem die Beziehung noch einen Pfifferling wert ist, braucht Unterstützung. Wer sich selbst noch einen Pfifferling wert ist, kann durch die Beschäftigung mit seinem Beziehungsgekröse tiefere Einsichten in sein Seelenleben nehmen: Warum bin ich noch mit diesem Ballermann zusammen? Was hält mich *wirklich*? Ist es Liebe? Gewohnheit? Faulheit? Angst? Masochismus? Finanzen? ABHÄNGIGKEIT? Wo kommt das her? Wo will ich hin?
Nicht nur den Trinker bringt eine schonungslose Inventur weiter.

> **Denksport**
> Auch der unabhängige Leser muß zugeben: Den beschriebenen Beziehungsquark gibt es ebenfalls in den Modellen »Nichttrinker« und »Normalo«. Schauen Sie sich mal – die Hand an der eigenen Nase – in Ihrem Bekanntenkreis um. Wie werden in trockenen Systemen die Probleme »Entwicklung/Veränderung eines Beziehungsteiles« gelöst? Werden sie überhaupt gelöst? Wie »regulieren« sich trockene Beziehungen? Gesünder?

Fester Posten IV
Die Suchtverlagerung

Eigentlich eine klasse Sache: Der Druck sucht sich einen neuen Weg und pfeift jetzt aus einem anderen Ventil. Die schlechte Nachricht: Er pfeift nach wie vor mit der Kraft des Exzessiven. Trockengelegte kommen auf die unterschiedlichsten Bolzen: Kaffeetrinken literweise, kiloschweres Naschen, stundenlanges Sporteln. Glückspilze verfallen unauffälligen, unschädlichen und eventuell sozial anerkannten Exzessen. Arbeitgeber mögen trockene Alkoholiker: Sie arbeiten – nicht nur wegen schlechten Gewissens und aus Gründen der Wiedergutmachung – gerne bis zum promillefreien Umfallen.

Resümee: Der Druck muß raus, Exzess muß sein. Mit andauernder Abstinenz legt sich das. Es sei denn, Sie haben umgeschult. In Suchtkreisen ist eine Umschulung nämlich sehr beliebt: Junkies werden clean und Alkoholiker, Alkoholiker werden trocken und tablettenabhängig/spielsüchtig etc.pp.

Sucht verschwindet nicht plötzlich im Erdboden. Aber nicht nur organische Muster (Rezeptoren) reanimieren süchtiges Verhalten; es gilt auch, die eingeschliffenen Gewohnheiten zu überwinden. Durch bloße Gewohnheitsverlagerung läßt sich der Apparat erstaunlich gut austricksen: Mitpatienten, die nach Feierabend stracks zum Kühlschrank gingen und noch im Mantel das erste Bier aufrissen, absolvieren auch weiterhin ihren abendlichen Gang, reißen aber statt dessen Wasserflaschen auf und berichten von erstaunlich entspannenden Erlebnissen. Auch wird davon berichtet, daß starker Gewohnheitsdrang durch exzessives Wassertrinken gelindert wurde. Ein (heute seit 20 Jahren trockener) Schulfreund verließ seine ersten abstinenten Partys gluckernd wie ein Wasserbett, aber gutgelaunt trocken.

Sie merken: Das Thema »Behandlung« und »Verhaltensänderung« dräut. Aber bevor wir wild drauflos behandeln, müssen wir wissen: Wo steht der Feind? Wie sieht er aus?

6. Was wissen wir über SUCHT?

Nach einem verbreiteten Irrtum ist das Wort SUCHT angeblich verwandt mit dem Wort SUCHE. Aber das althochdeutsche SUHT bedeutete KRANKHEIT, und das legitime Brüderchen von SUHT ist der Begriff SIECH. Mit seiner Bedeutung »schwer leidend« und »lang anhaltend leidend« klärt er deutlich den Zustand des Süchtigen. Die niedliche Interpretation vom Suchen klingt natürlich irgendwie poetischer (»Ist der Süchtige nicht ein ewig Suchender?«), ist aber eher etwas für intellektuelle Trinker, die ihre Sauffrequenz semantisch verbrämen wollen. Dennoch hält sich der Connex mit der »Suche«, gar der »Suche nach sich selbst«, erstaunlich hartnäckig, obwohl er kurz und bündig zur Strecke gebracht werden kann: Was will ich denn in mir selbst FINDEN, wenn meine Kritikfähigkeit bereits abgeflacht ist und die Ratio einen alkoholischen Tunnelblick aufgesetzt hat? Tiefere Einsichten? Und was finde ich in mir selbst, wenn das alkoholisierte Gemüt bereits an jedem oberflächlichen Reiz hängt wie ein Terrier am Postboten? Tiefere Gefühle? Auf welche Wahrheiten kann ich noch stoßen, wenn die Transmitter die Wände hochgehen und das Über-Ich schielt wie Marty Feldman? Na also. Ein Blick auf praktizierende Profis bestätigt, daß sie nicht dabei sind, sich selbst zu finden, sondern sich im Gegenteil immer weiter von sich selbst entfernen (Depravation).

Die ursprüngliche Herkunft des Wortes SAUFEN bringt da das Elend präzise auf den Punkt: »sich im Schmutz wälzen«, »sich besudeln«.

Der handelsübliche Gebrauch von SUCHT meint: Ein Mensch verfällt immer wieder in ein Handlungsmuster, das ihn selbst (und meistens sein Umfeld gleich dazu) schädigt. Zum Suchtmittel taugen Substanzen (von Zigarette bis Koks) oder Tätigkeiten (von Black Jack bis Beischlaf). Die Sucht-Schäden gibt es meist im Paket: körperliche, psychische, finanzielle, soziale.

> Mein Lieblingsbeispiel aus der »nicht substanzgebundenen« Suchtecke ist ein Spieler, den ich während einer Entgiftung kennenlernte: Er war ein abgemagertes, depressives Wrack, seine einzigen Bekannten waren die Spielhallenwärter, und heillos verschuldet war er sowieso. Und er sprach nur davon, wie es ihn schon beim Anblick eines Automaten, beim Klang von Düdeldü und Geldklimpern innerlich schier zerreiße. Eigentlich wolle er das ganze Elend nicht mehr, aber er müsse. Es käme ihm so vor, als würde ein Alien in ihm hausen und seinen Körper nur dazu benutzen, in die nächste Spielothek transportiert zu werden. Und daß er versucht habe, dieses Alien durch Selbstmord loszuwerden.
>
> Da kochten die Gespräche im Raucherzimmer natürlich über: Die Trinker wollten unbedingt mit ihm tauschen, weil sie sich das Leben als Spieler leichter und schreckensfreier vorstellten als das an der Flasche. Der Spieler wiederum verstand nicht, wie man alkoholkrank sein könne, stellte sich dieses Leben leichter als sein Spielotheken-Leben vor, musterte die geschädigteren Trinker der Runde und beschloß, doch lieber bei seiner eigenen Sucht zu bleiben.

Extempore Suchtverständnis für Unabhängige

Um unseren Lesern, die mit Sucht nichts am Hut haben, eine Annäherung an das für sie unbegreifliche Abhängigkeitsgebaren zu geben, möchte ich jetzt aus einer Gewohnheitsmücke einen Suchtelefanten machen.
Nehmen wir einen durchschnittlichen Bürger (Opa Meume), der eine tägliche Dosis TV (Tagesschau, SOKO, Carmen Nebel) ge-

wohnt ist. Aus widrigen Gründen verschlägt es Opa Meume auf eine Almhütte mit viel Stille rundherum und ohne TV. Unterstellen wir Opa Meume obendrein, daß er zum TV gerne ein kleines Bier (risikoarme 13 Gramm Alk) konsumiert sowie einige Zigaretten (HB) raucht. Doch auf der Alm, da gibt's kein Bier und kein HB. Was empfindet Opa Meume abends da droben? Eitel Wohlbefinden? Erfreut er sich an Abendstille und samtener Dämmerung? Am leisen Klingeling der Kuhglocken, dem Herrgottswinkel über der rustikalen Eckbank und dem Portrait eines Öhis in Öl? Ach was. Knatschig wird er, der Senior. Unzufrieden und quengelig. Unruhig gar. Kurz: Der Alte kriegt – nachdem er dreimal ebenso instinktiv wie vergeblich nach der Fernbedienung griff – quasi ENTZUGSERSCHEINUNGEN! Vielleicht erwägt er sogar einen bei Nacht und (Carmen) Nebel hochgefährlichen Abstieg ins Tal, um sich in der nächsten Schankstube Bier, Zigarette und Tagesschau reinzuziehen (CRAVING? BESCHAFFUNGSKRIMINALITÄT?). Wird Opa Meume heute nacht überhaupt Schlaf finden?

Nichtsüchtige Leser schlüpfen jetzt bitte in Opa Meumes Haut, vollziehen seine Unruhe nach und potenzieren sie um's Hundertfache. Na? Na?

Sollte Ihnen dieses Exempel zu abstrakt daherkommen, denken Sie bitte an alle guten Vorsätze, die Sie jemals für sich aufgestellt haben: Ich treibe mehr Sport. Ich ernähre mich gesünder. Ich nehme ab. Haha! Warum boomt dann spätestens seit den sechziger Jahren noch immer die diätverarbeitende Industrie? Warum ernähren sich komplette Wirtschaftszweige von Diätbüchern, Diätkursen, Diätdrinks und Fettburnern? Warum tritt Ihnen das Wasser in die Augen, wenn die Waage kreischt und die Hose partout nicht mehr zugeht? Das muß doch nicht sein! Sie müssen theoretisch doch bloß auf Ihre Bratwurst mit Pommes Mayo verzichten! Auf Törtchen, Mars und Snickers! Auf Nudeln an eitel Sahnesauce! Und auf alle Angehörigen der gleichen Kalorienklasse! Was soll daran so schwer sein? Zumal Ihr Körper noch nicht einmal mit Entzugserscheinungen reagieren würde, wenn Törtchen oder Hamburger ausblieben! Ich jedenfalls kenne keinen Fall, wo jemand wegen

6. Was wissen wir über SUCHT?

eines Mangels an Gulasch oder Bananensplit einen epileptischen Anfall bekommen hätte!
Also los: Verbieten Sie sich spaßeshalber für ein Jahr Ihre Lieblingsspeise! Das müßte doch zu schaffen sein! Und jetzt erhöhen wir den Thrill: Wenn Sie auf Kuchen stehen – besuchen Sie täglich eine Konditorei! Süßschnäbel – dito! Fleischfresser – ab in's Steakhaus! Und kommen Sie unverrichteter Dinge wieder raus!
P. S.: Wenn Sie bei dieser Vorstellung noch immer nichts empfinden, haben sie auch ganz ohne Drogenmißbrauch ein Affektproblem. Oder riechen schon.

Sucht-Zutaten

Süchtiges Verhalten kann ein jeder von uns entwickeln. Jeder wiederholt gerne, was ihm Wohlbefinden bereitet. Jetzt die gute Nachricht: Nicht jedes süchtige Verhalten mutiert zur Sucht. Warum allerdings Kamerad X in seiner Sturm-und-Drang-Zeit genausoviel säuft wie Kamerad Y, später Kamerad Y jedoch in ein bürgerliches Leben als Hobby-Trinker einbiegt, den Bausparvertrag und die Doppelhaushälfte bei Fuß, während Kamerad X sich in die Gosse trinkt? Laut Wissenschaft von heute sind die Anlagen zur Sucht abhängig von den Zutaten

a) biologische Ausstattung (Gene)

b) Sozialisation (Milieu) und

c) seelische Ausstattung (Psyche)

Ich würde ja gerne auch noch d) Zufall hinzufügen bzw. »Gott würfelt doch!«, aber das ist den Wissenschaftlern zu unscharf und die Profis wären um eine Ausrede reicher. Einigen wir uns also auf
BIO + PSYCHO + SOZ.
Es gibt keine allgemeingültige Aussage über die »typische Suchtstruktur« eines Menschen und keine Weltformel, mit deren Hilfe man einem ABC-Schützen einen alkoholproblemfreien oder cognacdurchweichten Lebenslauf errechnen könnte. Nur eines steht fest:

Wenn in unserem Bio-Psycho-Soz-Cocktail die Zusammensetzung nicht stimmt (oder kippelt oder überhaupt fragil ist), steigt eben die Gefahr einer Abhängigkeitserkrankung.

Es handelt sich um eine so komplexe Mixtur, daß einem erneut schwarz vor Augen werden möchte. Zwecks Überblick versuchen wir nun, aus unserem mächtig verquirlten Persönlichkeits-Cocktail ein paar wichtige Substanzen zu isolieren. Und schauen wir mal, welche inneren und äußeren Bedingungen sie beeinflussen bzw. eine Profilaufbahn begünstigen. Anders gefragt: Was hat der Profi eigentlich, was der Hobby-Trinker nicht hat?

BIO: Ist Alkoholismus angeboren?

Die Versuche am offenen Alkoholiker kann man sich etwa so vorstellen: Man nimmt ein Kind mit mindestens einem trinkenden Elternteil, steckt es in eine nichttrinkende Pflegefamilie und wartet ab, ob das alkoholische Erbgut trotz trockener Umgebung durchschlägt. Zeitgleich beobachtet man ein Kind nichtalkoholischer Eltern in einer nichttrinkenden Pflegefamilie. Bei aller Zahlenvielfalt und Abweichung haben sich die Fachleute auf folgendes geeinigt:
Adoptivkinder mit alkoholischen Eltern schlagen ca. 4 mal häufiger eine Alk-Karriere ein als die Adoptivkinder nichtalkoholischer Eltern. Und zahlenmäßig zogen die Trinkerkinder – trotz Aufwachsens in einem trockenen Haushalt – später sauftechnisch gleich mit den Trinkerkindern, die in einem nassen Elternhaus groß wurden. Das Merkwürdige: Es handelte sich bei den Kindern, die sozusagen die Sauftradition ihrer Eltern fortsetzten, hauptsächlich um SÖHNE. Bei den TÖCHTERN alkoholischer Eltern waren die Zahlen entschieden geringer und obendrein unabhängig davon, ob der Haushalt nun nass oder trocken war.
Stellte sich die Frage, durch welche körperliche Mitgift sich die Trinkersöhne von den Nichttrinkersöhnen unterscheiden. Ergebnis: Die Trinkersöhne vertragen bereits von Anfang an einen grö-

ßeren Stiefel als die Nichttrinkermuttersöhnchen. Der Alkoholabbau läuft bei ihnen schneller und katerloser. Als hätten sie von ihren Alten eine trainierte ADH geerbt. Damit hat der Trinkersohn einen natürlichen Vorsprung vor dem Nichttrinkersohn, was z. B. die Gewöhnung angeht. Die fällt ihm quasi in den Schoß. (Im Vergleich dazu: Der genetisch wieder ganz anders gepolte Japaner oder Chines' verträgt kaum einen Alkohol, weil er noch nicht mal über den Abbau-Apparat eines Nichttrinkersohnes verfügt. Ergebnis: Er kotzt recht viel. Und bis er es zum Amateur schafft – das dauert!)

Auch direkt an den Genen sind Wissenschaftler auf einen Unterschied zwischen Alkoholikern und Nichttrinkern gestoßen. Stundenlang haben sie die genetischen Baupläne der beiden Gruppen auf Großbildschirmen hin- und hergeschoben und nach Merkmalen gesucht, die bei Alkoholikern überdurchschnittlich oft vertreten sind. Und tatsächlich: Das Gen, das für die Dopamin-Rezeptoren verantwortlich ist, tanzte aus der Reihe.
Der Dopaminhaushalt (da haben wir endlich das vor hundert Seiten versprochene mesolimbisch-mesocortikale Dopamin-System) spielt in Sachen Belohnung (ergo Zufriedenheit & Co.) eine Hauptrolle. Man könnte daraus schlussfolgern:
Menschen mit zerrüttetem Dopaminhaushalt sind chronisch unterbelohnt. Egal, was sie leisten und welche Erfolge sie einstreichen: Das angemessene Hochgefühl bleibt schwach. Oder aus. Sie werden quasi unter dem ortsüblichen Zufriedenheitstarif bezahlt. Frage: Ist es da ein Wunder, daß sich viele ein wenig Belohnung nebenbei dazuverdienen? Aus der Flasche? Sich quasi in chemischer Schwarzarbeit auf ihr seelisches Existenzminimum trinken? Und woran liegt es, daß andere Menschen mit Dopamin-Defizit ihre dauernde Unzufriedenheit in konstruktivere Bahnen lenken und Erfinder, Forscher und Avantgardisten werden? Liegt's an ihrer gußeisernen Psyche? An ihrem Massel? Oder am Soz?

SOZ

Womit wir bei den Fragen **Umfeld**, **Vorbild** und **erlerntes Verhalten** wären.
Bzw.: Wie der Herr, so 's Gscherr?
»Was hat denn der kleine Miles-Kevin in seiner Schultüte?«
»2 Knoppers und 4 Kleiner Feigling!«
Obwohl es Erziehungsberechtigte gibt, die der Anblick eines besoffenen Kindes erheitert, findet die Vorbereitung auf ein Leben mit Alk meistens diskreter statt.
Der Junior beobachtet, wann und mit welchem Effekt die Senioren zur Flasche greifen. Wenn die gestresste Mutti ständig den Piccolo aufschraubt, um danach entspannt und kicherig den Haushalt mit links zu wuchten, sagt sich der Junior: »Aha! So ein Piccolo ist d a s Mittel der Wahl gegen Streß.« Oder Trauer. Oder Langeweile. Wenn Mutti ihre Missstimmung anders bearbeitet, eröffnen sich auch dem Junior andere Methoden.
Und wenn Junior dort aufwächst, wo die wilden Kerle wohnen und die Senioren kräftig kippen: Wie verändern die sich? Werden sie unberechenbar? Gewalttätig? Oder lustig? Findet Junior das erstrebenswert oder abstoßend? Fügt ihm das unberechenbare, lustig-gewalttätige Heim so einen Hau zu, daß auch er einen Piccolo braucht? Oder wächst er in einem trockenen Haushalt auf, der auch auf anderen Gebieten sooo trocken ist, daß Junior mit spätestens 18 wieder nach dem Fläschchen brüllt?
Kurz: Was tun, wenn Junior auch mal probieren will?

Sicher will er auch mal probieren. Sollte er auch. In einer von Sektfrühstück bis Dämmerschoppen alkoholisch durchweichten Kultur wie der unsrigen *muß* man ja irgendwie den vernünftigen Umgang mit Alk erlernen. Aber können wir das Thema Exzess bei unserem experimentierfreudigen Junior nach seinem ersten entsetzlichen Proberausch abhaken? Oder wird Junior aktives Mitglied im Jugendalkoholismus? Hier kann es zum Schulterschluß zwischen Biologie und Erlernen kommen: Wenn Junior dank seiner biologischen Dispostition schon beim ersten Probeschlucken kaum schlechte oder sogar gute Erfahrungen macht – warum sollte er dann nicht dabei bleiben? Und wenn doch eh alle trinken...

Sie merken: Das Gebiet **Umfeld und Pädagogik** entpuppt sich bei näherem Hinsehen als Minenfeld. Da ich glücklicherweise kinderlos bin, will ich mich an dieser Stelle feige aus der Nummer ziehen und allen Eltern und Erziehern aufmunternd zurufen: »Wie man's macht, man macht's falsch!«

Nur noch so viel: Die Entwicklung des Kinderhirns ist mit Volljährigkeit längst noch nicht abgeschlossen. Inkorrekt ausgedrückt: Je eher sie Ihrem Kurzen den Alkoholkonsum gestatten, um so dämlicher wird er. Guten Abend.

Vom Privaten zum Öffentlichen:
Trinken als sozialer Akt?
Die Gesellschaft ist an allem schuld? Die jeweilige Kultur? Kann man das Pferd sogar ethnologisch aufzäumen? Oder erfüllt das den Tatbestand der Volksverhetzung: Russen saufen, Schweden ballern, Franzosen/Italiener sind Spiegeltrinker. Was ist dran an den beliebten Klischees?

Laut Statistik gibt es innerhalb unserer Gesellschaft definitiv gefährdete Arten. Auf dieser blauen Liste stehen z. B. arbeitslose Jugendliche, Bauarbeiter, gelangweilte Zahnarztgattinnen (laut Statistik saufen Frauen aus den oberen sozialen Kreisen überproportional), Gastwirte, Freiberufler, Flüchtlinge, Politiker, Ärzte. Zu viel Druck, zu viel Leerlauf, zu wenig Hoffnung oder zu große Nähe zur Droge (Feindberührung). Zu viel/zu wenig soziale Kontrolle/Tradition. Der Faktor Zeit: Zuviel oder zuwenig = Streß. Endlich mal etwas, das Arbeitslose und Topmanager verbindet.

Die Feindberührung nennt der Fachmann »**Verfügbarkeit**« und geht davon aus, daß eine erschwerte Drogen-Verfügbarkeit die Suchtprobleme einer Gesellschaft wirksamer drückt als rigide Verbote. Sicher: der praktizierende Abhängige wird immer Mittel und

Wege finden, aber vom gefährdeten Amateur bis zum jugendlichen Wochenend-Knaller geht ein Ruck durch die Trinkergemeinde, wenn der Alkopop statt fuffzich Cent plötzlich 4 Euro neunundneunzig kostet. Und erst nach einem halben Kilometer Fußmarsch unter Vorlage eines gültigen Persos plus notariell beglaubigter Geburtsurkunde ausgehändigt wird... So unterschiedlich reagieren Kulturen auf Alk: Damit der Konsum nicht aus dem Ruder läuft, werden durch Riten, Politik und Sitten Trink-Korsetts geschaffen. In mediterranen Ländern darf man auch tagsüber nippen, Ballern dagegen ist tabu (Permissivkultur). Beim Muslim ist's eh verboten (Abstinenzkultur.) Er dröhnt daher anders (s. nächstes Buch). In Skandinavien ist tägliches Nippen unerwünscht und deswegen so überteuert, daß sporadisch alles auf einen exzessiven Hieb nachgeholt wird (Ambivalenzkultur). Eine Ordnung muß sein; egal wie sie aussieht.

Daher lassen sich Kulturen, die mangels Erfahrung über keinerlei Trink-Normen verfügen, im Handstreich mit Hilfe von Alkohol ruinieren (siehe Indianer.)

Wie Alkohol als **politisches Machtinstrument** funktioniert, führen uns die berühmten Rattenversuche sehr schön vor:
Eine Rattenkolonie ist vorbildlich feudal durchstrukturiert. Da gibt es den Rattenkönig, der in der schönsten Höhle wohnt (Präsidentenpalais, Führerhauptquartier) und als erster fressen darf (Feinkost-Meier). Dann geht's hierarchisch hinab bis zum Fußvolk. Das wohnt beengt und hat nix zu melden. Die schönsten Bissen, die schärfsten Partner und die schnellsten Ratten-Cabrios bekommen »die da oben«. Steht nun allen Ratten Alkohol zur freien Verfügung, trinken die mittleren Schichten gemächlich, die unteren viel. Sie trinken wegen der Verhältnisse, die sie wiederum wegen des Trunkes ertragen. Das weiß der kluge König. Jeden Tag ein paar happy Hours stützen das System. Revolution? Pustekuchen. Und damit sich nichts daran ändert und er auch ja nicht an Überblick/Macht verliert, ist so ein Rattenkönig grundsätzlich Anti-Alkoholiker! Der erste Abstinenzler seines Staates!

Diskutieren Sie die perfiden Tricks der da oben mit Ihrem Landtagsabgeordneten. (Wenn der Hinterbänkler ausnahmsweise nüchtern ist.)

PSYCH

Wird automatisch zum Alkoholiker, wer seine verprügelte Kindheit damit verbrachte, in Auerbachs Kindergarten darauf zu warten, daß die arbeitslosen Eltern (Mutter Schwedin, Vater Russe) ihn endlich zum täglichen Kneipenbummel abholen? Bei einem solchen BioSoz sind die Chancen größer. Aber wer arm geboren wurde, muß nicht arm sterben. Und wer mit silbernen Löffeln im Mäulchen zur Welt kam, kann insolvent in die Grube fahren. Haben wir z.B. eine ungünstige Bio-Konstellation und einen schlechten Soz-Aszendenten, kann unser Psycho-Haus dennoch in Ordnung sein.

Wir landen auch hier wieder bei der alten Frage des Gleichgewichts.
Der Körper arbeitet stets auf einen Zustand der Ausgeglichenheit hin; bei Überhitzung läßt er uns zur Abkühlung schwitzen, bei Unterkühlung läßt er uns zum Erwärmen schlottern, wenn wir unseren Rezeptoren mit Alkohol das Maul stopfen, läßt er neue sprießen. Auf seelischem Niveau bedeutet das: Wenn wir uns trostlos fühlen, brauchen wir Trost, nach Anspannung Entspannung, nach Anstrengung Belohnung, innere Leere will aufgefüllt werden.
Die Frage ist nur, WIE der Mensch sein Gleichgewicht wiederherstellt. Welche Mittel stehen IHNEN, liebe Leser, denn zur Verfügung, um die handelsüblichen Höhenflüge und Abstürze auszuhalten und auszugleichen? Ohne zum nächsten Kiosk zu sprinten? Sinnstiftende Aufgaben, gezielte Ablenkungsmanöver, Hobbies? Philosophie, Religion, Visionen, Tagträume? Der eine meditiert, der andere wienert seine Felgen, wieder andere be-

schäftigen sich mit Neurosen, Musik oder Fortpflanzung und Nesthege ...
Die chemische Variante des Druckausgleichs probieren viele aus – der Profi ist an ihr hängengeblieben. Dumm gelaufen? Oder war das abzusehen? Bei *der* Psyche? Wie sieht sie denn aus, die potentielle Trinkerpsyche?
Was sagt der Fachmann dazu? Etwa: »Also mit *dem* psychischen Platten schaffen Sie es gerade noch zur nächsten Tanke«?
Schauen wir mal in der Psycho-Literatur nach, wer sich zum Trinker eignen könnte.
Aus Platzgründen serviere ich Ihnen keine triebpsychologischen Details oder objektpsychologischen Ansätze, sondern einen groben Rundumschlag, für den mich jeder Psychoanalytiker verprügeln würde. Aber wir sind schließlich unter uns Laien-Psychologen, und was kümmern uns solche Schlagworte wie *Ich-Schwäche, Autodestruktion* und *narzißtische Kränkung*, wenn doch eh alles auf *literweise Kompensation* hinausläuft! Hier also die Laien-Liste der häufigsten Trinkertypen:

1. Konfliktscheu & Harmoniesucht. Das alte Lied: Nüchtern sage ich keinen Ton. Ich wehre mich nicht gegen Übergriffe. Ich bleibe still. Andere bezeichnen mich daher als *höflich, freundlich, rücksichtsvoll*. In Wirklichkeit bin ich zu schwach, zu feige, zu unerfahren, um meine Interessen zu vertreten. Außerdem würde mich dann eventuell niemand mehr als höflich, freundlich oder rücksichtsvoll bezeichnen. Also spiele ich weiterhin den GUTEN. Ich bin ängstlich und verlogen. Auf der Bühne bin ich Mister Rücksicht und Miß Freundlich; hinter den Kulissen spüle ich verdammter Leisetreter den Höflichkeitsdreck runter und würge mir das dabei anfallende Mißbehagen selber rein. Kurz: Ich stecke eine Menge weg. Da aber die Seele über keinen unbegrenzten Stauraum verfügt, platze ich auch manchmal. Nach außen (Aggression) oder nach innen (Depression). Dabei will ich eigentlich nur Ruhe & Frieden. Übrigens eine hübsche Parallele zum Amokläufer und Fami-

lienauslöscher. Die ersten Kommentare von Nachbarn/Mitschülern lauten ja meistens: »So ein ruhiger, unauffälliger Mensch!« Na eben. Was dem einen die Pumpgun, ist dem anderen die Flasche: ein Peacemaker. Daß es auch anders geht – s. Verhaltenstherapie.

Was macht der Harmoniesüchtige (v. rechts) auf unserem Bild falsch?

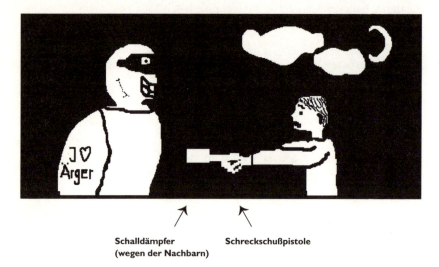

Schalldämpfer **Schreckschußpistole**
(wegen der Nachbarn)

2. Ohnmacht & Schuldgefühle. Nüchtern bin ich nur ein Spielball der Elemente (Chef, Gesellschaft, Familie, Fiskus, Ampelschaltung). Ich wurde immer schlecht behandelt und werde auch weiterhin schlecht behandelt. Ich bin zu machtlos, um das zu werden, was ich gerne wäre. Ich bin klein, mein Herz ist unrein. Wenn ich nüchtern bin. Wenn ich trinke, bin ich groß und stark. Und gut. Und habe Recht. Und Macht. Und überhaupt: Ihr könnt mich alle mal kreuzweise. (Der Fachausdruck hierfür: Sich ein »grandioses Selbst« antrinken.)

3. Ich bin schlicht und ergreifend SU-PI! Ich bin schon nüchtern grandios! Leider hat die Umwelt damit ihre Probleme. Meiner Einzigartigkeit wird nicht Rechnung getragen. Dabei ist alles, was ich tue, etwas Besonderes. Trotzdem bleiben die Elo-

gen, Huldigungen und Feiern meiner werten Person aus. Ich weiß, wo es langgeht. Aber immer wieder stellt sich mir etwas/jemand in den Weg. Das ist eine enorme Ungerechtigkeit und Doppelbelastung! (Fachausdrücke: megaloman, narzißtisch, asozial).
4. Ich schwanke zwischen den Punkten 1–3.

So. So etwa sehen die groben Brocken aus. Das ist unser Ausgangsmaterial. Quasi unsere Behandlungsmasse. Wo beginnen? Aller Therapieansatz ist schwer. Und: Die Voraussetzungen müssen stimmen.

7. Von der Abwehr zur Bereitschaft

It's a long way home.
(Volkslied)

Es kursiert die kluge Feststellung, daß es nicht *den* Alkoholismus gäbe, sondern so viele unterschiedliche Alkoholismen wie Alkoholiker. Also: keine Patentrezepte, nur Bemühungen und Ansätze, die eventuell vielleicht zum Erfolg führen könnten. Tacheles: Die erfolgreiche Behandlung ist russisches Roulette, und unsere Haare kämmt nur der Wind. Oder: Jeder nach seiner Façon.

Einigung herrscht über die nötigen Behandlungsschritte:
- Krankheitseinsicht herstellen
- zu Abstinenz motivieren
- Hilfs- und Notprogramme für die Zeiten von Übermut, Wankelmut oder faustdickem Craving erarbeiten
- Ursachen und Auslöser von Rückfällen erkennen, Abbau von seelischen Altlasten.

Grundsatzdiskussion: Wer ist hier wirklich gaga?

Spätestens jetzt sind ein paar grundsätzliche Takte zum Thema »Krankheit« fällig.
Wer sich im Augenblick zu schwach für ein pseudo-philosophisches Extempore fühlt, kann ja eine Runde um den Block gehen

oder sich auf RTL III »Die dümmsten Hausärzte Deutschlands« angucken. Also:

Die Krankenkassen sprechen von einem erheblichen Anstieg psychischer Erkrankungen bei gleichzeitigem Rückgang somatischer Krankheitszahlen. Auch ein kurzer Blick in eine herkömmliche Fußgängerzone bestätigt: wenige Krücken, viele Irre. Anders kann man sich diese Ansammlungen jedenfalls nicht erklären, Massen von schlecht gelaunten Wracks, überdreht quakend, mit einer Hand telefonierend und mit der anderen ein Fischbrötchen reinwürgend, nüchtern torkelnd, bellend, drängelnd, pöbelnd, und niemand hält mehr dem Nächsten die Tür auf. Meine demütige Einschätzung: 70 Prozent aller Bundesbürger erfüllen allein schon qua Auftreten einen klinischen Standard, 50 Prozent davon sind krank, weil sie an früh- oder spätkindlichen Traumen knabbern, 40 Prozent haben von Geburt an einen Hau und 90 Prozent glauben fest, sie wären mit sich selbst im Reinen, obwohl sie vor Verhaltensstörungen nur so brummen. Daher befinden sich nicht alle Therapiebedürftigen in Therapie. Die meisten landen zunächst in unauffälligen Beziehungen, Reiheneckhäusern und Berufen, wurschteln sich Tag für Tag »so durch«, und erst wenn Burnout, Freß-Brech-Alkoholsucht, Depression, Angst oder sexueller Haschmich die Oberhand gewonnen haben, wenden sie sich mit ihrer nunmehr manifesten Meise an den Fachmann. Man geht halt erst zum Psychiater, wenn es richtig weh tut oder die hysterische Umwelt einem die Pistole auf die Brust setzt. Schließlich ist man ja nicht geisteskrank.

Wenn schon krank, dann sollte es wenigstens eine ordentliche Krankheit sein.

Gerade in unserer Ellenbogengesellschaft herrscht auch unter den Kranken ein harter Konkurrenzkampf. Jeder will die beste, größte und einzigartige Krankheit haben. Daher gilt auch für Krankheiten eine strenge Hierarchie: Es gibt gesellschaftsfähige Krankheiten und Underdogs, gefeierte Krankheiten und totgeschwiegene Krankheiten.

7. Von der Abwehr zur Bereitschaft

Mit einem lässigen »Ich hab übrigens Malariaschübe« können auch Sie strahlender Mittelpunkt jeder Party sein. Malaria! Das klingt nach Komplikation, Ferne & Abenteuer! Dagegen machen Sie mit einem: »Ich hab' da eine Pustel am Po« keinen Stich. Und überhaupt gar keinen Stich machen Sie mit einem psychischen Defekt; da können Sie sich auf jeder Party sofort in den Flur zu den anderen Losern stellen, die über Trommel-Weekends oder Abiturscherze reden! Während die Reichen, Schönen & Malariakranken in der Küche klüngeln und sich über die letzte Safari unterhalten oder wie sie mal Wim Wenders die Hand geschüttelt haben.

Eine gestandene sichtbare Krankheit kann ein biographisches Highlight sein, ein Trumpf in jeder Unterhaltung – wer von uns hat noch nie mitanhören müssen, wie irgendein Hampel stolz durch den Bus brüllt, man habe ihn letzte Woche aufgemacht und gleich wieder zu? Und er habe 90 Metallplatten, 150 Schrauben und eine Hängebrücke im Bein? Sichtbare Krankheiten sind nicht nur spektakulär, sie erzielen auch einen höheren Mitleidseffekt. Wer von uns hat noch nie einem doppelt Gipsbeinigen fürsorglich über die Straße geholfen? Aber umgekehrt: Haben Sie schon mal in einem Bus jemanden brüllen hören, man habe soeben bei ihm Borderline diagnostiziert? Oder er habe eine so entsetzliche Vollmeise, daß er erst mal für Wochen auf die Geschlossene müsse? Und: Haben Sie schon mal einem Schizophrenen die Tür aufgehalten? Na eben. Es gilt die Faustregel: Sichtbar gut, unsichtbar schlecht. An allerletzter Stelle rangieren die unsichtbaren Krankheiten, also die psychischen Erkrankungen. Unsichtbare Krankheiten isolieren. Einen unbenannten Schmerz kann niemand nachvollziehen, selbst nahe Bekannte nehmen Abstand, lassen sich am Telefon verleugnen und gratulieren Ihnen nicht mal mehr zum Geburtstag. Psychisch Kranke rutschen ganz allmählich ins Abseits, geraten in schlechte Gesellschaft (Kerner, Geschlossene) und nehmen üble Eigenschaften an (Selbstgespräche, Aggression). Wir merken uns: Unsichtbare Krankheiten sind undankbare Krankheiten. Und: Erwachsene können so grausam sein.

Die Alkoholkrankheit wiederum bildet das Schlußlicht unter den unsichtbaren Krankheiten, denn das einzig Sichtbare an ihr ist abstoßend, unerklärlich und besorgniserregend. Bei so einer appetithemmenden Oberfläche interessieren die Schichten darunter natürlich kaum. Zumal der Trinker im Gegensatz zum »echten Irren« auch noch selber schuld ist.

Es ist schon schwer genug, dem Kind überhaupt einen Namen zu geben: Über die korrekte Bezeichnung der krankhaften Sauferei herrschten immer wieder neue Ansichten. Lange war »Trunksucht« der Renner, der Begriff »Alkoholismus« tauchte auf, »Alkoholsucht« wurde auch gerne genommen, bis die WHO bereits 1964 empfahl, von der Bezeichnung SUCHT wegen zu großer Mehrdeutigkeit abzurücken und statt dessen von Substanz-Abhängigkeit zu sprechen.

1968 wurde die Alkohol-Abhängigkeit als eingetragene Krankheit unter dem Begriff »Alkoholkrankheit« in den offiziellen Krankheitskatalog aufgenommen. Dagegen gab und gibt es begründete Einwände: KRANKHEIT stehe für Schicksal, höhere Macht und schließe eigenes Zutun – sowohl in Entstehung wie auch Behandlung – fast völlig aus, und dies greife zu kurz. Denn sowohl an Entstehung wie auch Behandlung habe der Alkoholkranke das maßgebliche Wörtchen mitzureden. Auch wieder richtig! Aber KRANKHEIT weist wenigstens darauf hin, daß wir es hier nicht mit einer Handvoll gesundheitsgefährdender Spaßtrinker zu tun haben, die vor lauter Lebensfreude nicht wissen, wohin sie sich den Schampus als erstes gießen sollen, sondern mit einer Heerschar von Menschen, die unter einem Leidensdruck stehen, den kein normaler Mensch freiwillig auf sich nehmen würde. Bei KRANKHEIT handelt es sich jedenfalls nicht um eine Störung, die allein mit Hilfe von Willenskraft und Charakter beseitigt werden könnte. Außerdem verweist erst das Label KRANKHEIT die Sauferei in das Feld von Juristerei und vor allem Versicherungstechnik (Kostenübernahme). Läge die Betreuung von Alkoholikern lediglich in den Händen von zwei oder drei Ehrenamtlichen, sähe es in unserer Republik bald so verelendet aus wie in der Kolchose »Lokomotive Wodka«, wo lauter Don-Korsakow-Kosaken wie die Maikäfer auf fauligen Matratzen liegen und... aber ich schweife ab.

Egal, wie das Kind auch heißen mag, ob Alkoholkrankheit oder Trunksucht: Es sind dies alles Begriffe, vor denen schon der Normaltrinker zurückscheut, aber der Betroffene allemal. Heutzutage hat zwar kaum noch jemand ein Problem damit, einen Psychologen aufzusuchen. Das hat nicht mehr den Nimbus Nacht/Nebel/ Zwangsjacke/Irrenarzt/Klapse. Aber ein Alkoholiker zu sein, alkoholkrank, alkoholabhängig – vor allem die uneinsichtig saufende Welt weigert sich, diese Sprache zu akzeptieren. Schluckspecht, Schnapsdrossel, Saufaus – das lässt man sich noch bieten. Aber bei amtlichen Bezeichnungen derselben Sachlage zuckt alles zusammen. »Alkoholabhängig« – eher würde man zugeben, täglich Frau und Kind zu schlagen und es mit Schafen zu treiben.

Das Minimum lautet denn auch: »Ich habe ein Alkoholproblem«. Das höre ich persönlich immer wieder gerne. Zuletzt stellte sich dergestalt ein Mitpatient während einer Langzeittherapie vor. Das muß man sich vorstellen: Da steht einer, dem die Rentenkasse eine teure Entwöhnungstherapie genehmigt, und redet von einem Alkoholproblem! Wenn das nicht putzig ist. Menschen, deren Alkoholkonsum sie bereits in solche Schlaglöcher wie Idiotentest, Entgiftung und Zirrhose gestoßen hat, sprechen allen Ernstes von einem Alkoholproblem! Als würde ein AIDS-Kranker sagen, er habe da »ein kleines Immun-Problem«. Womit wir bei dem Thema sind, das am Beginn jeder Alkoholiker-Behandlung steht.

Die Krankheitseinsicht

Ich bin Alkoholiker, und das ist gut so.
(Niemand)

Vorab: Ich mag das Wort »Krankheitseinsicht« nicht. Es klingt mir zu sehr nach Pädagogik, ins Direx-Zimmer gerufen werden, Geständnis mit hängendem Kopf und Brief an die Eltern. Es mag daran liegen, daß das Schlagwort »Krankheitseinsicht« zu einem inflationär eingesetzten Schlagstock geworden ist, der grundsätzlich auch dann zum Einsatz kommt, wenn bereits »einsichtige« Menschen sich einen Zweifel an den Krankheitsinterpretationen Dritter erlauben – man denke nur an das Jellinek-Dramolett zwischen mir, der Suchtberaterin Silberschuh und der überholten Typologie. Auch durfte ich in Therapien miterleben, wie kurzfristig entgleiste Hobby-Trinker so lange mit diesem Schlagstock traktiert wurden, bis daß sie gebrochener Stimme zugaben, Alkoholiker zu sein. (Was sie – wie die Zeit zeigte – gar nicht waren.) Daher meine Krankheitseinsichts-Allergie. Ich plädiere eher für die Einbürgerung des Wortes »ALK-Bewußtsein«. Das klingt positiv, aktiv, selbstbestimmt und nach Entwicklung. »Krankheitseinsicht« dagegen: wie aufgepfropft und rausgeprügelt. Versuchen wir es also mal mit ALK-Bewußtsein. Möge das bessere Wort gewinnen.

Das ALK-Bewußtsein

Ich habe nie davon gehört, daß jemand eine Zahnarztpraxis verlassen und – vor Schmerzen zusammengerollt wie ein saurer Hering – gerufen hätte: »Der Arzt spinnt! Ich hab' doch niemals eine Wurzelentzündung!« Eine Wurzelentzündung ist nichts Ehrenrühriges, das man mit aller Macht verleugnen müßte. Außerdem wäre ein Leugnen angesichts von giftig-pochenden Schmerzen zwecklos. Bei »unsichtbaren« Krankheiten ist Leugnen leichter, und bei Krankheiten von so schlechter Reputation wie Alkoholismus ist Abwiegeln nur natürlich.

Die unabhängige Welt sollte nie vergessen: Diese Diagnose beschreibt nicht sachlich irgendeinen Zustand. Für den Diagnostizierten klingt »alkoholkrank« wie »Du minderwertiger Loser bist mit Pauken und Trompeten gescheitert, Du wertloser Sausack fährst gerade Deine gesamte Biographie an die Wand!«

Eine große Rolle spielt hierbei auch, WER solches ausspricht. Oder würden Sie sich von jedem hergelaufenen Angehörigen und/oder Wichser sagen lassen, Sie seien ein wertloser Verlierer mit abstürzender Biographie?

Und: Der Ton macht die Musik. Schwingen selbstgefällig-überhebliche oder abwertende *Vibrations* bei der Diagnosestellung mit, ist der therapeutische Ofen sofort aus. In diesem Fall hört man doch gerne weg; schon aus Schutz der eigenen – offenbar minderwertigen – Person. Wenn dazu noch das apodiktisch vorgetragene angebliche »Wissen« um die »typische« »Trinkerpersönlichkeit« des Gegenübers dazu kommt – als sei man soeben qua Seelen-Tomograph bis in die letzten Winkel ausgeleuchtet und kartographiert worden – welcher »normale« Mensch würde ob solcher Anmaßung nicht abwehrend reagieren? Selbst wenn ihm die eigene Zwickmühle bereits klar vor Augen steht?

Wir merken uns: Was der eine »Einsicht« nennt, ist für den anderen eine persönliche Niederlage. Egal, in welch freundlicher Atmosphäre oder welch moderatem Tonfall eine Alkoholdiagnose ausgesprochen wird: Nie trifft eine aseptische Information auf ein Patientenohr, sondern zunächst mal eine Wertung auf einen Verurteilten. Ohne das Gespräch bzw. die konstruktive Zigarette danach kann sich der Diagnostiker seine Diagnose dahin stecken, wo der Trinker sie schon vorher hingesteckt hat.

Und jetzt kommen wir zur heiklen Stufe II des ALK-Bewußtseins. Die schlichte Erkenntnis, ein Alkoholproblem zu haben oder Alkoholiker zu sein, ist das eine.

Das andere ist die Furcht vor den Konsequenzen, die damit fällig werden. Konsequenz Nummer 1: Du darfst nicht mehr trinken. Wer Alkoholismus sagt, muß auch Abstinenz sagen. Keine rosigen Aussichten: Trockenheit, lebenslänglich.
Da hat einem Kamerad Alkohol über Jahre hinweg zur Seite gestanden, hat einen getröstet, angefeuert und in den Schlaf gewiegt – und jetzt heißt es Abschied für immer? Allein der Gedanke an lebenslängliche Abstinenz jagt vielen Trinkern einen solchen Schrecken ein, daß sie vor lauter Verlustangst für sich beschließen, KEIN Problem zu haben.
Oder zumindest nur ein phasenweises.
Oder nur ein ganz kleines.
Konsequenz Nummer 2: Wenn ich mein Problem offensichtlich nicht in Eigenregie in den Griff bekomme, muß ich wohl oder übel Hilfe annehmen. Ich werde Termine einhalten müssen, fremde Menschen werden mich zutexten, mir Tips geben und überhaupt in meinem Leben mitmischen.
Laß ich mir das gefallen?

Diese Bedenken sollte jeder auf dem Zettel haben, der sich über die Zähigkeit wundert, mit der ein Profi oder fortgeschrittener Amateur jede »Einsicht« verweigert:
Die Alk-Diagnose ist:
a) eine Demütigung, ein Tritt in die seelischen Weichteile;
b) eine Bedrohung: Verlaß deinen alten Kameraden und gehe fürderhin ohne ihn durch die böse, böse Welt! Was in der Konsequenz bedeutet: Du mußt Dein Leben umstellen. Verändere Dich. Schwenk Deinen lahmen Alkoholiker-Arsch endlich in ein neues Leben, wenn es Dir lieb ist! Was zu der Frage führt:
c) Muß ich mir das sagen lassen? Als erwachsener Mensch? Bin ich nicht mehr der autarke Einzelkämpfer, der alles mit sich selbst abmachen kann? Und wem liefere ich mich aus?

Welchem Unabhängigen würde nicht mulmig bei der Aussicht auf so viel Veränderung, Mühe und Arbeit? Und Einmischung? Ist es da ein Wunder, daß in der Alkoholiker-Branche gelogen und verleugnet wird, daß es Gott erbarm? Daß der Selbstbetrug fröhliche Urständ feiert? Und der Trotz?

Erst kürzlich durfte ich diese Trotzphasen noch einmal miterleben, obwohl ich geglaubt hatte, die Zeiten seien vorbei:
Mein Nervenarzt kennt meine alkoholischen Eckdaten; Entgiftungen, Rückfälle, Entwöhnung. Aus Zeitgründen konnte er nie erfahren, wie und mit welchen Nebenwirkungen ich drei Jahre lang durch die Psychiatrie gezogen wurde, wie mein Selbsthilfegruppenleben aussieht und was ich aktuell in der Psychotherapie so treibe. Dann kamen wir kurz auf Alk zu sprechen, ich formulierte MEINEN Ist-Stand, daß mein Abwärtstrend gestoppt sei und alle Zeichen auf Fortschritt stünden, und mußte mir daraufhin aus der Pistole geschossene Plattitüden anhören, die jedem Suchtberater-Azubi am ersten Praktikumstag zur Ehre gereicht hätten. Die Rede war von Bagatellisierung, und auch der obligate Gummiknüppel der »mangelnden Krankheitseinsicht« stand im Raum. Als wüßte ich nicht am besten, daß ich ständig mit einem Bein im nassen Grab stehe. Dank meiner Therapiefortschritte sah ich gelassen von einer Prügelei ab und dachte: »Ich hab' weder Zeit noch Lust, mit meinen langwierigen Reflexionen über meine werte Person gegen Deine Schablonen anzutreten.« Nur beim Rausgehen erwischte mich der alte Borowiak noch ein mal kalt. Ich wurde wütend ob der hochmütigen Gesundheit des Arztes, fühlte mich verlassen, perspektivlos und – plötzlich wieder sehr abhängig – auf die Straße geworfen und mir rutschte der Gedanke raus: »Erstick doch an deiner abgedroschenen Lehrbuchscheiße.«
Diesen Gedanken wiederum relativierte ich später durch die Erinnerung an meine alten betonierten Zeiten und die vielen wunderbaren Beispiele zementener Verleugnung, die mir im Laufe meines Trinkerlebens über den Weg gelaufen sind.

Es ist schade und schwer zu ertragen, daß man als Alkoholiker grundsätzlich einen Mißtrauensvorsprung hat und jede noch so ehrlich empfundene Aufrichtigkeit in Ärzteohren und Therapeuten-Löffeln unglaubwürdig klingt. Offensive Ehrlichkeit kann hier seltsame Gewissens- und Glaubenskonflikte nach sich ziehen: Als ich nichts mehr zu verlieren hatte und beschloß, nur noch ungeschönte und präzise Angaben zu Quantität und Zeitraum meines Konsums zu machen, mußte ich feststellen, daß viele Ärzte Alkoholiker-Angaben automatisch und klammheimlich hochrechnen. Sage ich z. B. »3 Tage lang 2 Liter Wein pro Tag«, registrieren sie »Mindestens 1 Woche lang mindestens 3 Liter täglich«. Was tun, damit meine Angaben korrekt ankommen? Ziehe ich den ärztlichen Alkoholiker-Zuschlag vorher ab, gebe also einen niedrigeren Konsum an, damit wir uns im arithmetischen Mittel (also dem tatsächlichen Ergebnis) treffen? Oder bin ich an einen Arzt geraten, der mir eventuell tatsächlich glaubt? Und belüge ihn somit? Und: Bin ich hier in einer Pokerrunde gelandet? Und: Je inbrünstiger ich auf der Wahrheit bestehe – glaubt nicht der Arzt um so inbrünstiger an eine inbrünstig vorgetragene Lüge? Eine von denen, die er zehnmal am Tag hört? Fußt sein Mißtrauen nicht auf eitel Erfahrung? Denn das ist die andere Seite der Medaille:

Lügen, Leugnen, Abwehr
oder
Einer geht noch

Typische Arztgespräche

Frau Marita, 40 Jahre alt, hessische Hausfrau und Mutter, fühlt sich irgendwie nicht so ganz und läßt deshalb einen Check machen.

DOC: Tja, Frau Marita. Ihre Laborwerte geben mir Anlaß zur Sorge.
Trinken Sie regelmäßig Alkohol?

MARITA: Isch? Isch doch net! Die Werte müsse von was annerem komme. Vielleischt hab isch was Falsches gegesse? Gestän gab's Fisch un isch dacht' noch: der schmeckt awwä komisch... Alkohol trink isch so gut wie gar net. Mal 'n Piccolösche, für'n Blutdruck. Ja, wann isch morgens ma 'n Piccolösche trinke. Naja, un manschmal abends 'n Glässchä Wein zu 'nem gude Esse. Odä wann isch uff 'ner Feiä bin. Mei Schwestä hatte neulisch Hochzeitstag, da hab' isch drei Glässchä getrunke. Könne die Werte dadevon komme?

DOC: Nein. Ihren Werten nach müssen Sie regelmäßig trinken. Und zwar nicht nur einen Piccolo. Und nicht nur zum Hochzeitstag Ihrer Schwester. Den Werten nach trinken Sie regelmäßig und viel.

MARITA: Isch bin doch kaan Alkoholikä! Sie könne sisch ja mal mei Wohnung ansehe: Alles tiptop! Mei Haushalt is im 1A Zustand! Bei mir könnte se vom Boden esse!
Un nur, weil isch mal morgens odä mittags 'n Piccolösche trink! Bei uns is alles im Lot! Mei Mann hat sei Arbeit, un wann er abends nach hause kommt, dann trinke mer zusamme 'n Fläschche Wein, Schorle, gespritzt mit Wassä, isch

trink NIE harte Sache! Höchstens mal nach 'nem besondäs fette Esse! Awwä sonst: NIE! Mir hawwe gar keine harte Sache im Haus! Un wenn, dann nur für Gäste! Wann die nach 'nem fette Esse was zur Vädauung hawwe wolle! Nur was zum Anbiete, sozusagen! Awwä isch geh da net dran! So gut wie nie! Isch könnt des an zehn Fingän abzähle, wann isch mal unter der Woche harte Sache trink! Ansonste: Nur Wein! Odä Piccolo! Isch könnt mir des auch gar net leiste, so viel wie isch zu tun hab! Mei Haushalt is in Schuß! Bei mir könnte se vom Boden trinke! Un nur von dem einen Glässchä am Abend krieg isch dann solsche Werte? Vielleischt is was mit meinä Lebä? Vielleischt is die ja genetisch irgendwie labil, daß des Glässchä so anschlägt? Isch hab da erst neulisch einen Artiggel drübä gelese! Isch glaab, des war in »Wild un Hund« odä »Frau un Flasche« odä …

SPRECHER: Liegt es wirklich an Frau Maritas Genen, daß ihre Hände feinschlägig zittern? Ist vielleicht das Fischgericht schuld an ihren Leberwerten? Oder ist tatsächlich Alkohol im Spiel? Sollte Frau Maritas unschuldiger Blick aus den blutunterlaufenen Augen, die in teebeutelgroße Tränensäcke eingebettet sind, etwa lügen?
Schalten Sie auch nächste Woche ein, wenn Sie Frau Marita sagen hören: »Kümmän Sie sisch liebä um die Pennä im Park!«

Unter Therapeuten wird immer wieder eine Frage besonders lebhaft diskutiert: Sind Alkoholiker Lügner?
Auch diese Frage lässt sich mit einem klaren »Jain« beantworten. Alkoholiker sind potenzielle Lügner. Sie *müssen* nicht, aber sie *können* es wie kaum ein anderer Personenstand, sieht man mal von Transidenten und Gebrauchtwagenhändlern ab. Gezwungenermaßen können sie, denn sie stehen im Verlauf ihrer Karriere ständig unter Beschuss von blöden, überflüssigen Fragen. Sie werden ja quasi von ihrem ekelerregend nüchternen Umfeld zum Lügen ge-

zwungen. »Hast Du getrunken? Wieviel? Wer ist die Blondine im Bad?« und so weiter blablabla. Ein Alkoholiker braucht nun mal seine Ruhe; seine Nerven sind durch das anstrengende Trinken eh schon angegriffen, und deswegen antwortet er entweder patzig, ausweichend oder verlogen.
»Hast Du getrunken?«
»Ach was!«
»Wer ist die Blondine im Bad?«
»Der Klempner.«

Umgekehrt: Was genau erwartet der so Daherfragende eigentlich als Antwort? Etwa: »Natürlich habe ich getrunken, Schatz. Und zwar circa drei Gallonen Wodka. Und was die Blondine im Bad betrifft: Ich erinnere nicht mehr ihren Namen, aber es kam eventuell zu einer Kohabitation.«
Noch Fragen, Kienzle?
Alles rhetorische Machtspielchen, denn der Fragende erwartet vom Befragten natürlich keine Antwort, sondern sofortige tiefe Bußfertigkeit und Selbstbezichtigung. Der eh schon angezählte Trinker will jedoch nicht freiwillig auf die Matte, und schon entpuppt sich der Wortwechsel als Scharmützel zwischen einem »guten Gesunden« und einem »kranken Bösen«. Damit sind die Rollen klar verteilt und jede sinnvolle Kommunikation ist beendet. Gespräche dieser Art kann man in der Pfeife rauchen. Stellt sich die Frage, welche Art von Gesprächen überhaupt nutzbringend sein kann, solange der Trinker selbst noch nicht zu einer Analyse seiner Lage bereit ist. Da müssen auch alle Versuche, den Trinker zu benörgeln oder zu bedrohen, scheitern. (s. a. ANGEHÖRIGE)

Das oben genannte Blondinen-Verleugnungs-Beispiel gilt für Situationen, in denen die Positionen bereits offensiv verhärtet und verfahren sind.
Das branchenübliche Verleugnungs-Programm durchläuft subtilere Stadien, in denen kunstvoller gelogen und getrickst wird. Da

existieren Grauzonen zwischen der gezielten Lüge und der voll verinnerlichten Verdrängung. Lügen kann nur, wer die Wahrheit kennt. Und wer die Wahrheit nicht kennt? Und wer die Wahrheit ahnt, sie aber nicht *will*? Was ist Unehrlichkeit? Wenn doch der Selbstbetrug inkl. Fremdbetrug eine hartnäckige Größe ist, auf die alle hereinfallen: Dumme, Gescheite, Patienten guten Therapie-Willens ebenso wie Leute, die gegen jede Form von Selbstreflexion eine Panzersperre errichtet haben?

Das Verleugnungs-Programm läuft logischerweise erst zu dem Zeitpunkt an, da dem Trinker bereits klar ist, daß er sich mit seinem Konsum außerhalb der Norm bewegt. Das ist ein Phänomen, von dem mir viele Kollegen berichteten: Sie selbst wußten bereits zu einem sehr frühen Zeitpunkt, daß ihnen der Alkohol noch sehr viel Ärger bereiten würde; mehr Ärger jedenfalls als die Suche nach einem besonders durchtriebenen Flaschenversteck. Sie ahnten die Gefahr, aber sie hätten es nie gegenüber anderen zugegeben und sich jede Einmischung verbeten. Sie trainierten sich darauf, ihren Instinkt zu knebeln und sich gedanklich so ausdauernd zu verbiegen, bis die Alarmanlage ALK = SCHADEN verstummte. Und das über Jahre hinweg.

Unsere Phantasie stellt eine Menge Notausgänge parat, um dem Alk-Bewußtsein zu entkommen.

Das beginnt schon in kleinem Stil: Als Arzt würde ich meinen Patienten von Anfang an den ironiefreien Gebrauch solcher Wörter wie »Gläschen«, »Bierchen« und »Körnchen« verbieten. Mit der Begründung, daß sie es wahrscheinlich auch nicht niedlich fänden, wenn ich ihnen sagen würde, sie hätten ein beginnendes Korsakowchen. Oder ein Leberkrebschen.

Gar kein Problembewusstsein kann man von Trinkern erwarten, die sich den harten Kern ihrer Persönlichkeit bereits weichgesoffen haben. Der Fachmann hat dafür die Überbegriffe **Depravation** und **organisches Psychosyndrom**. Dazu gehört die **alkoholtoxische Wesensveränderung**:
Die Betroffenen verlottern äußerlich wie innerlich. Schleichend

setzt Verwahrlosung ein, alte Werte werden wertlos; die Brüder und Schwestern lügen wie Pinocchio auf Koks, es wird betrogen, behumst, gestohlen und das Weltbild flimmert undifferenziert in schwarz-weiß über den vollen Kanal. Vor allem wird bagatellisiert bis zum bitteren Ende, und noch auf der Bahre faselt der zirrhotisch Vergilbte und Aszitesgeblähte etwas von einem »Schlückchen«.

Zwei harmlose Beispiele für Bewusstsein und Bereitschaft

Eine Mitpatientin (Lehrerin) berichtete in der Vorstellungsrunde auf die Frage, warum sie eine Langzeittherapie mache, von a) Rückenschmerzen (Bandscheibe) und b) Problemen mit einem nicht ausgeheilten Zehenbruch.
Schweigen. Sie fügte noch ein c) hinzu: Überarbeitung. Wieder Schweigen. Schließlich fragte der Therapeut: »Und wie kommen Sie zu Ihren besorgniserregenden Leberwerten?« Daraufhin verließ sie wütend den Raum, kam zurück, der Therapeut knüpfte an die Leberwertfrage an, sie verließ erneut den Raum, diesmal weinend. Später äußerte sie, man habe sie an die falsche Klinik vermittelt.

Ein anderer Mitpatient machte in der Gruppe folgende Angaben zur Person:
Abendliches Trinken von einer Flasche Rotwein. Dadurch bisweilen am nächsten Tag im Büro noch eine Fahne vom Restalkohol. Dadurch Gespräche mit den Vorgesetzten, die ihm eine Langzeittherapie verordneten – sonst Kündigung.
In diesen Mitpatienten waren derart deutliche alkoholische Spuren (von Flattermann bis Teint) eingemeißelt, daß jeder Lügendetektor bei der Angabe »1 Flasche Rotwein pro Abend« laut gelacht hätte. Auch die sachliche Frage, wie zum Teufel sich aus einer Flasche Rotwein am Abend eine Restfahne für den gesamten nächsten Tag entwickeln könne, so daß der Vorgesetzte sich die Nase zuhal-

ten und zum Gespräch bitten muß, wurde abgebügelt: Es sei sonderbar, aber es sei genau so gewesen.

Die Gruppe schnaufte zweifelnd durch, und der Therapeut sagte freundlich-hartherzig: »Sie sehen aber nach mehr aus.« Der Mitpatient blieb über die gesamten vier Monate bei seiner 1-Flaschen-Angabe; erst nach der Therapie gestand er einigen Mitpatienten, daß er selbstverständlich jeden Tag anderthalb Flaschen **Korn** getrunken habe, aber das ginge den Therapeuten ja schließlich nichts an. Auch ansonsten ginge seine Lebensführung niemanden etwas an. Nach vier Monaten verließ er die Klinik so, wie er sie betreten hatte. Nur ohne Flattermann. Bzw.: Von der Kohle hätte sich die BfA genausogut einen Betriebsausflug an die Mosel leisten können.

> Manche Theorien bestehen darauf, daß ein Trinker erst offiziell zerstört und zerbröselt in der Gosse liegen muß, um zur Besinnung zu kommen. Das hat eine gewisse Logik – wer nicht hören will, muß fühlen –, gilt aber nicht flächendeckend. Es gibt schließlich genug Menschen, die aus der Alkohol-Branche aussteigen, bevor sie ihr Leben in einen Ground Zero verwandelt haben.
> Und ebensowenig, wie alle Säufer unfrisiert auf der Parkbank sitzen, ist erst der berühmte »Tiefpunkt« (Gosse, Aszites) Voraussetzung für eine Bewußtseinsänderung. Ich würde den irreführenden »**Tiefpunkt**« daher gerne in »point of return« umtaufen.
> Wann jemand seinen **Wendepunkt** erreicht hat, scheint von seiner Leidensfähigkeit bzw. seinem Gemütspanzer abzuhängen. Bei dem einen reicht es, wenn sein Kind überraschend einen beschämenden Satz zum Thema sagt (»Papa, bist Du morgen wieder besoffen?«), der andere ist ob seiner ersten Entgiftung so schockiert, daß er ein für alle mal die Schnauze voll hat. Manche erreichen ihren Wendepunkt nach der zwanzigsten Entgiftung oder der zweiten Lebertransplantation, manche nie. Die Wege des Herrn Wendepunkt sind unerforschlich bzw. sehr individuell.

7. Von der Abwehr zur Bereitschaft

Aber sogar wenn der Trinker seinen Wendepunkt erreicht hat, ist es schwer, sein Verleugnungs-Programm abzuschalten, denn das Programm arbeitet mit heimtückischen Mitteln und scheint sich auch nach ersten Erkenntniserfolgen immer wieder selbst zu erneuern. Es überzeugt den Durstigen davon, daß ein leichter Schwips oder einmaliger Rausch klar ginge. Es gaukelt dem Trockenen Sicherheit vor.

Ein Freund, dem selbst die Inquisition bestätigen würde, daß es ihm an »Krankheitseinsicht« beileibe nicht mangelt, lernte nach langer Zeit der schonungslosen Inventur sein Verleugnungs-Programm noch einmal kennen: Seinen Wendepunkt hatte er vor Jahren erreicht, sich nach Scheidung, Kündigung, Suizidversuch, vorübergehender Obdachlosigkeit wieder aufgerappelt; er hatte zwei Langzeittherapien gemacht, hält regen Kontakt zu Selbsthilfegruppen und fürchtet die Flasche wie den Teufel. Dann hatte er einen Rückfall, und vierzehn Tage nach seiner Entlassung aus der Entgiftung meldete sich zum ersten Mal sein Körper: Beinahe wäre er an einer brüchigen, unauffällig vor sich hin sickernden Ösophagusvarize verblutet. Nach seiner dramatischen Rettung sagte er verblüfft: »Ich *muß* ja *tatsächlich* aufhören! Ich dachte immer, meinen Körper erwischt es nie.« Und das aus dem Mund des Einsichts-Papstes.

Zum Verleugnungs-Programm gehört auch Immunität gegen Abschreckung. Fremde Katastrophen sehen im TV ja echt schlimm aus. Aber im Hinterstübchen quakt es: »DAS wird mir nie passieren!« Eine sehr gesunde Einstellung, die auch ansonsten sympathische Menschen widerlich selbstsicher macht. Erst Erfahrungen im heimischen Kosmos sensibilisieren: Todesfall, Unfall, Körperbehinderung in der eigenen Familie – und schon engagieren sich vormals träge Mitbürger plötzlich in Vereinen und Inititiativen, ändern ihre starren Ansichten, und sogar der erzreaktionäre Bischof wettert nur noch halbherzig gegen Homosexualität, nachdem sein eigener Sohnemann sich geoutet hat. Um so heftiger müßten Erfahrungen am eigenen entzügigen Leibe abschrecken. Jeder Profi hat genug biographische Leichen und quälende Erinnerungen im Keller, um damit einer halben Nation den Abusus ausreden zu können. Nur bei ihm selbst versagt das System erstaunlich oft. »Hast du nichts daraus gelernt?« Doch. Schon. Aber irgendwie haben sich die Zeiten doch geändert. Es ist nicht so, wie du denkst. Und es kommt nicht so schlimm wie früher.

Die Abschreckungs-Resistenz beruht eigentlich auf einer sehr fortschrittlichen Überzeugung, nämlich dem Glauben an die Veränderlichkeit von Naturgesetzen. Und selbst wenn sich die typischen Alk-Gesetze schon nicht ändern lassen: Die eigene werte Person gehört noch immer zu den Ausnahmen!

Schon scheiße, wenn man sich später wieder mit all den anderen Ausnahmetrinkern in der Schlange zum Blutdruckmessen anstellen muß …

Das Lügen und Erfinden hat auch unterhaltsame Seiten. In der Langzeit bat ich die Mitpatienten im Zuge meiner Hobby-Feldstudien um Schilderung ihres üblichen Verhaltens während des Flaschenkaufs. Dabei stellte sich heraus, daß Männer den Kauf überwiegend stumm hinter sich bringen, die Flaschen auf's Band knallen, zahlen und gehen, während Frauen Vertuschungsmanöver ausarbeiten. Weinkennerin Amelie hielt grundsätzlich ihre Weinflaschen dem Kassierer mit den Worten unter die Nase: »Ich kenne mich da nicht so aus. Ist der gut?« XY kaufte zu jeder Sektflasche eine Glückwunschkarte. Und versteckte zuhause beides. Weil ihr Mann beim Anblick von Glückwunschkarten inzwischen sofort Bescheid wußte. YZ rechtfertigte den späten Flaschenkauf beim Griechen oder Dönermann grundsätzlich mit einer verlorenen Wette oder überraschendem Besuch. Während der bürgerlichen Einkaufszeiten im Supermarkt hingegen dominierte bei den Frauen der stille Alibi-Zukauf von a) einem Strauß Blumen (Einladung?) oder b) einem Beutel Zwiebeln (Kochen? Besuch?). Dieses geschlechtsspezifisch unterschiedliche Verhalten stammt wohl aus der Zeit, da die Gesellschaft davon ausging, daß ein trinkender Mann ein Kerl sei, eine trinkende Frau dagegen eine Schlampe. Real

existierender Biedermeier: Männer dürfen kippen, Frauen müssen nippen. (Nicht umsonst dominieren die Damen eher die Disziplin ›Tabletten‹ und das Verhältnis Mann/Frau steht im Alkoholismus bei 3:1.)
Beim heimischen Flaschenverstecken und -suchen zeigten sich die Geschlechter wieder paritätisch. Das Flaschenverstecken scheint nicht nur suprasexuell verbreitet, sondern geradezu reflexartig vorzukommen, denn auch Alleinstehende berichteten verschämt kichernd von dieser Art Räuber und Gendarm in den eigenen vier leeren Wänden. Doch genug gescherzt.

Trinkmotive = Heilungsansätze

Wenn alles Leugnen zwecklos wird, weil die Beweislast (alkoholbedingte Kündigung, körperlich am Stock) erdrückend ist, setzt die Rechtfertigung ein. Es wird nach Gründen gesucht, die auch der unabhängigen Welt erklären sollen, warum man sich – sozusagen zwangsläufig – einen reintackern MUSSTE. Daß das Trinken eine NOTWENDIGKEIT war, da man sich IN NOT befand.
Hier eine Hitliste von Gründen, die ich im Laufe meiner Feldstudien erstellt habe:
1. Angst-Trinken (Ängste aller Art, en gros und en détail; vor der Welt, vor Gott oder davor, eine Frau anzusprechen)
2. Einsamkeits-Trinken
3. Belohnungs-Trinken (s. Mesolimbisch-mesocortidingsbumssystem)
4. Entladungs-Trinken – Ich stehe unter Hochspannung (Wut, Frust, Druck) und muß mich selbst entladen.
5. Überforderungs-Trinken – Habe zu viel um die Ohren, kann nicht mehr und nehme mir jetzt eine Aus-Zeit. (Bei Reizüberflutung alle Schotten dicht machen)
6. Trotz-Trinken – Die Welt ist schlecht, und daher möchte ich nichts mit ihr zu tun haben.
7. Rache-Trinken- Die Welt ist schlecht, und jetzt zeig' ich es ihr.

8. Autonomie-Trinken – Ich mache alle Schotten dicht, dann kann sich keiner in mich einmischen.
9. Vakuum-Trinken – Mir ist so langweilig, ich weiß nix mit mir anzufangen. Wenn ich mich volllaufen lasse, verstreicht die Leerzeit schneller.
10. Anpassungstrinken – Um in diesem Spiel mitzuspielen muß ich mich dermaßen verknoten & verbiegen – das überstehe ich nur im Tran bzw. da macht mich Alkohol geschmeidiger.
11. Vernichtungstrinken – Eigentlich wäre ich lieber tot, lehne jedoch einen Suizid ab. Aber bewusstlos und gesundheitsschädigend ist auch nicht übel.
12. Spaß-Trinken – Mir geht es gut – ist der Zustand noch zu toppen?
13. Medizinisches Trinken – Ich habe Schmerzen, ich habe Depressionen, ich bin krank und lindere mein Leiden.
14. Wiedergeburtstrinken – Ich trinke (Sünde), ich entgifte (Buße) und darf danach wieder neu beginnen und gereinigt durchstarten wie Phönix. (Siehe auch »Operation MIR«.)

Die meisten Trinkmotive könnte man oberflächlich als billige Ausreden ansehen – als solche Klassiker wie: »Ich hatte einen harten Tag« bzw. »Meine Frau versteht mich nicht.« Aber auf dem Weg an unser Eingemachtes liefern auch brunzdumme Ausreden d i e Hinweise darauf, warum jemand trinken will. Mit der alkoholischen Initialzündung durchschauen wir unseren Sauf-Mechanismus. Das ist der Hebel aller Hebel; das Stemmeisen, mit dem wir unser verschlossenes Seelentürchen knacken können: WOZU GENAU nehmen wir Alkohol ein?

Wenn man sich die oben genannten Gründe näher ansieht und ein bißchen an ihnen herumdestilliert, wird man feststellen, daß sie alle auf einige wenige UR-Gründe hinauslaufen, auf solche serienmäßigen Basis-Gefühle wie Angst (von Sorge bis Panik) und Unlust (von Mißbehagen bis Schmerz), Überforderung, Unterforderung und der Unfähigkeit, diese Zustände zu bewältigen (null Strategie).

Man nehme also seinen ersten oberflächlichen Trinkgrund und arbeite sich von dort aus in die tieferen Schichten. Damit wir uns bei den Bohrungsarbeiten nicht festdrehen und keine schmerzhaften Gedanken oder unliebsamen Fakten übersehen, sollte uns – während wir uns in unseren seelischen Untergrund popeln – ein neutraler Helfer zur Seite stehen. Diesen Co-Popel nennt man »Therapeut«.

Und wenn wir die Achillesfersen, Hasenfüße und Schwachstellen unseres Gemütes erst mal erkannt haben, können wir durch eine Neuordnung unserer Sichtweisen/Bewertungen, durch Umkrempeln von Lebensumständen und Reaktionsmustern daran arbeiten, anders als gewohnt-schluckartig auf unser Seelengrimmen zu reagieren. Das nennt der Fachmann dann z.B. »Verhaltenstherapie«.

Womit wir zum letztenmal in die Unübersichtlichkeit eintauchen:
Welche Therapie paßt zu mir?
Brauche ich überhaupt eine?
Und: Die anderen hätten sie doch viel nötiger!

Die einfachste Sache der Welt:

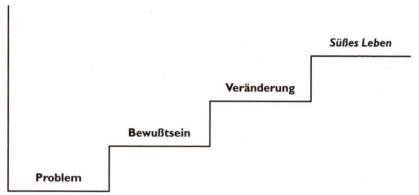

8. Behandlungsformen

Ich kann auch ohne Alkohol traurig sein.
(Borowiak)

Die Therapieziele

... sind nach Schweregrad gestaffelt und reichen von der Sicherung des schieren Überlebens – bei z. B. bereits aus der Prinzendrüse pfeifenden Schwerabhängigen – über die Reduzierung des Stoffes bis zur dauerhaften Abstinenz inkl. einem einigermaßen zufriedenen Leben.

Viele Trinker träumen von einem zivilisierten & gesunden Umgang mit Alkohol, im Fachjargon **kontrolliertes Trinken** genannt. Wackelige Amateure dürfen weiter träumen, dem Profi muß dieser Zahn gezogen werden. Laut Statistik gehen ca. 95 % der Profi-Selbstkontrollversuche in die Hose. Die Entgiftungen sind voll von kontrollierten Trinkern. Rekapitulieren Sie hierfür bitte noch mal die Passagen über Stoffwechselveränderungen/Craving/Kontrollverlust. Sogar Profis, die sich über einen längeren Zeitraum tatsächlich auf einem gesunden Trinkniveau halten konnten, gaben das Projekt schließlich entnervt auf. Begründung: Ständig die drohende Sturmflut zähmen zu müssen erschien ihnen so aufreibend und freudlos, daß sie sich um ihres Friedens willen freiwillig auf die Seite der Abstinenz schlugen. Oder wieder voll ins Geschäft einstiegen.

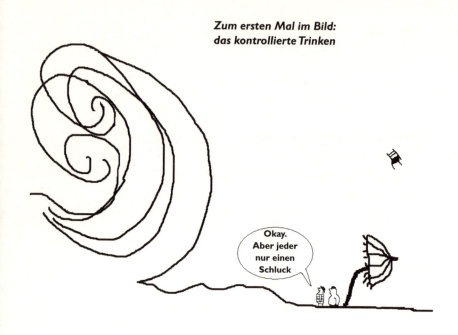

Abstinenz – Allheilmittel oder Götze?

Sicher: Es gibt genügend Kameraden, denen der Hausarzt gar nicht eindringlich genug das Abstinenzgebot um die Ohren schlagen kann. Ab einem bestimmten körperlichen Zustand ist der nächste Rückfall tatsächlich der letzte. Aber diejenigen unter uns, die organisch noch gut zu Fuß sind, brauchen andere Maximen. Abstinenz als purer Lebensinhalt ist Käse. Erst unterwerfe ich mein Leben dem Saufen – und dann dem Gegenteil? Vorher drehten sich meine Gedanken nur um Alkohol – und jetzt schon wieder? Befreit mich das, oder handelt es sich nicht nur um einen plumpen Götzentausch? Schließlich gibt es nicht nur den Typus des »Kampftrinkers«, es gibt auch den »Kampfabstinenzler«. Der eine ist im menschlichen Kontakt mindestens so eindimensional wie der andere. Genausogut könnte man sich vom »1. Deutschen Fundamentalistentag« einen bunten Abend erhoffen. Was bringt es mir, wenn ich vor Alkohol-Krieg nicht mehr weiß, wie sich Frieden anfühlt? Die Anonymen

Alkoholiker sprechen daher von Kapitulation. Kampf kostet, Kapitulation erleichtert. Abstinenz um jeden Preis? Abstinenz ist der Weg; ein halbwegs gesundes und zufriedenes Leben das Ziel. Daß sich obendrein Weg und Ziel hier so hervorragend ergänzen! Es gibt leider noch immer Therapeuten, die ihrer Kundschaft diese frohe Botschaft unterschlagen. Kein Wunder, daß viele Profis mit Abstinenz ausschließlich Einschränkung und Verzicht verbinden. Und wer gibt schon als Lebensziel »Entbehrung« an?
»Was willst du mal werden, Junior?«
»Ein verkniffener Trockener, der sich täglich was verkneifen muß.«
Der Abstinenz ergeht es wie dem Sozialismus: Man kann ihn als Synonym für Unterdrückung, Mangelwirtschaft und Miesepeterei sehen oder als Vision vom freien, unabhängigen und neuen Menschen.
Letzteres scheint mir tragfähiger, wenn man sich auf den Marsch gegen seinen real existierenden Alkoholismus macht.

Nächste Frage:
Ausstieg mit oder ohne professionelle Hilfe?

Über die Zahl der Selbstheiler, die sich mit Bordmitteln aus Sucht oder Suchtgefahr herausziehen, existieren, wie gesagt, nur löchrige Statistiken. Aber es gibt sie, die Glückspilze. Wir erinnern uns an die Begriffe »Autoremission« oder »Herauswachsen aus der Sucht«. Trinker, die niemals eine Suchtberatung oder einen Therapeuten von innen gesehen haben, legten sich selbst erfolgreich trocken. Da wird mancher gelb vor Neid.
Wer es nicht eigenhändig schafft, steht bald vor der Frage: Wer hilft mir? Wie hätte ich's denn gerne? Gehe ich zu Therapeut oder Selbsthilfegruppe? Oder zu beiden? Begebe ich mich in die Hände von berufsmäßigen Trockenlegern? Wenn ja: Ambulant? Stationär? Halbstationär? Helfen mir Einzel- und/oder Gruppensitzungen? Welche Therapieform SCHADET mir?
Und: Wann gibt es endlich Tabletten gegen das Saufen?

Die Therapieziele

Chemie

Auf dem Chemie-Sektor gibt es bisher zwei Alk-Medikamente: Antabus und Campral. Antabus beschert dem Trinker bei Einnahme von Alkohol ein sog. »Flush-Syndrom«, einen Kick an Übelkeit, Erbrechen, Herzrasen, Dünnpfiff und Schädelweh, so daß man den Alkoholkonsum umgehend einstellen will/muß. Man könnte es als Abschreckungs-Präparat bezeichnen, das jeden Versuch einer Sause sofort zum reihernden Alptraum werden läßt. Antabus wird wegen heftiger Nebenwirkungen inkl. Todesfällen nur noch selten verschrieben.
Übrigens: Wenn Sie Ihrem Kumpel (z. B. vor einer Fete) Antabus unterjubeln – sei 's aus Spaß, sei 's aus therapeutischer Gaudi – können Sie wegen gefährlicher Körperverletzung drankommen.

Campral (Acamprosat) soll als Anti-Craving-Substanz das Verlangen nach Alk eindämmen. Campral ist gut verträglich, weil es im Oberstübchen beruhigend auf die nach Alk gierenden NMDA-Rezeptoren einredet. Campral ist nur im Doppelpack mit psychotheapeutischen Maßnahmen erhältlich. Die einen sagen, es halbiere die Rückfallzahlen, die anderen sehen einen Erfolg bei höchstens 20% der Behandelten. Ich bekomme seit dem letzten Rückfall Campral – als flankierende chemische Maßnahme zu Therapie und Selbtshilfe – und werde die geneigten Leser über Erfolg/Mißerfolg auf dem Laufenden halten. (Siehe 2. Auflage.)

Kleines Chemo-Philosophisches Rätsel

Heutzutage sieht man auf Kongressen, in Instituten und Talkshows immer wieder Wissenschaftler, die aufeinander losgehen, sich anbrüllen und an den Haaren reißen. Bei den Streithähnen handelt es sich meist um einen Biologisten und einen Psychologen. Kernpunkt der Streitfrage: Hat der Mensch überhaupt einen freien Willen? Oder ist alles, was er tut, neurologisch vorbestimmt? So, wie es manche aus den bildgebenden Verfahren (Computertomograph, Kernspin, Sonde durch den Rüssel) ablesen? Hat der Mensch eine von ihm selbst bestimmbare Persönlichkeit oder ist er eigentlich nur ein bewegungsfähiger Chemiebaukasten? Hat der bewegungsfähige Baukasten ein Gemüt, Eigenwilligkeiten, Bewußtsein – oder ist das alles nur Resultat neuronaler Abläufe? Sind wir autark denkende Wesen oder nur ein Molekülsalat, der sich hochnäsig und verblendet einbildet, ein autark denkendes Wesen zu sein? Kann ich jetzt meinem Nächsten die Fresse polieren und danach sagen: »Ich bin nicht schuld! Die Biochemie hat angefangen!«? Und ist dann die Abschaffung von Psychotherapeuten nur noch eine Frage der Zeit? Weil wir irgendwann ja eh gezielt an unseren Rezeptoren herumfummeln und Störungen beseitigen können?

Um auf unserem Niveau zu bleiben: Gibt es eine Pille gegen krankhaftes Saufen? Ist es nicht völliger Blödsinn, mit gutem Willen und guten Worten gegen eine Krankheit vorgehen zu wollen, die im Stoffwechsel beheimatet ist? Was kann z. B. ein lausiges therapeutisches Gespräch gegen hochregulierte, aufsässige und nach Alk schreiende Rezeptoren ausrichten? Ist das nicht so, als würde man einen Krebskranken anherrschen, er solle sich gefälligst mal zusammenreißen, dann würde es schon wieder werden? Muß man dem Alkoholkranken nicht nur einfach chemisch die Rezeptoren stopfen, um ihn zu heilen? Bei Depressiven klappt das ja auch! Und bei Zappelphilippkindern! Und bei Deliranten! Und beim Entzug!

Das wäre die eine Sichtweise. Erinnert sie nicht ein wenig an die Modelle der Mechanisten? Die davon ausgingen, daß Tiere keine Seele hätten, sondern Maschinen wären? Und die das Schreien der von ihnen bei lebendigem Leibe operierten Tiere mit dem Knarzen und Quietschen einer Mechanik erklärten?

Ich danke der Pharmaforschung auf Knien für eine Menge toller Produkte (Antidepressiva, Valium, Nebido), die meine Seelenqualen lindern. Aber wäre ich bis über die Halskrause knallvoll mit zustandsbefriedenden Mitteln ohne Suchtpotential und hätte meine verbogene rumpelige Seele nicht – wäre ich nicht ein abgedoptes Erz und eine sedierte Schelle? Kurz: Die pure Manipulations-

Die Therapieziele

masse? Sollte man nicht die Seele als eine Art unsichtbares Organ betrachten, das uns ungeachtet aller chemischen Vorgänge in die Lage versetzt, über unsere Grenzen (vulgo unseren Stoffwechsel) hinaus zu wachsen und unerhörte Dinger (hie eine Philosophie, da eine Symphonie, dort ein Kettensägenmassaker) zu drehen? Und muß dieses unsichtbare Organ nicht genauso gepflegt, gehütet und bei Schmerz adäquat behandelt werden wie eine kaputte Prinzen-Drüse oder eine Zahnfleischentzündung? Wozu gibt es denn in übertragenem Sinne solche Krankheiten wie Seelenzirrhose, Herzensbruch oder Psychokrampf? Woher kommen die tablettenlosen Behandlungserfolge bei Trauma, Neurose & Co., wenn nicht aus den Bordmitteln der eigenen Seele? Oder ist jede Verhaltensänderung des Menschen bloß eine Stoffwechseländerung? Diskutieren Sie diese Frage mit einem Seelenverwandten. (Oder besser: »Stoffwechselverwandten«?)

Psychotherapie

Chemie hin oder her: Es läuft am End' doch alles auf die gute alte **Psychotherapie** hinaus. Das bedeutet Arbeit:
1. müssen Sie einen passenden Therapeuten finden. Kniffelig. Es gibt so 'ne und solche. Wie überall: Wahre Wunder, solide Könner, Scharlatane und Schwachmaten. Da es keine »Stiftung Therapeutentest« gibt, sind Sie auf Ihren Instinkt angewiesen. Kniffelig II: Was weiß schon Ihr Instinkt! Da landen Sie bei einem Weichei und Labersack erster Güte, aber weil der Ihrer mimosigen Bequemlichkeit Vorschub leistet, halten Sie ihn für überragend. Oder Sie gehen zu einem empathielosen Knochen und Stinkstiefel, der Ihnen gehörig in den Hintern tritt – und während Sie in der Kategorie »Abhärtung« noch denken: »Was mich nicht umbringt etc.pp.«, ruiniert er gerade Ihre letzten gesunden Reste. Oder Sie treffen auf einen, von dem Sie nichts halten – und ausgerechnet d e r verfügt über das Ihnen angemessene Instrumentarium. Wie man's macht ...

Kniffelig III: Therapien dauern. Erfolge ziehen sich. Sie könnten eine Therapie abbrechen, obwohl Sie bereits auf dem richtigen Dampfer sind. Und Sie könnten bei jemandem bleiben, der eigentlich Ihre Genesung verzögert. Weiß man's? Man weiß nix. Aus meinem Nähkästchen kann ich Ihnen bloß Binsenweisheiten mitteilen: Probieren Sie aus. Geben Sie dabei sich, Ihrem Instinkt und Ihrem Therapeuten eine reelle Chance. Ich hasse den Spruch: »Wer heilt, hat Recht.« Modifizieren Sie diesen m. E. kryptofaschistischen Unfug: »Wer mir hilft, könnte Recht haben.« Aber dazu müssen Sie erst mal die Gelegenheit geben. Lassen Sie sich auf ungewohnte Gedanken ein. Ihre bisherigen haben Sie ja offenbar nicht weitergebracht. (»Was der Bauer nicht kennt, denkt er nicht.«) Sein Sie ehrlich und offen wie ein Scheunentor. Und ruhig Blut, falls Sie sich geirrt haben sollten und adieu sagen: Die Brüder und Schwestern haben Schweigepflicht.

2. müssen Sie sich reinhängen. Der Therapeut ist kein Schamane, sondern Ihr Coach. Sie rennen, er kommentiert. Sie stolpern, er hilft Ihnen auf die Sprünge. Die seelische Dreckarbeit bleibt letztlich an Ihnen hängen. In Raucherzimmern aller Couleur (nikotingelb, kanari, rost) hört man es regelmäßig krakeelen: »Was soll der ganze Psychoscheiß! Ich will doch nur mit dem Trinken aufhören!« Trotz TV, Internet und Apotheken-Rundschau scheint noch nicht überall angekommen zu sein, daß die Seele mitsäuft. Ein einst so erleichterndes Verhalten wie das An- oder Vollschickern abzulegen, ohne einen Blick auf die eigenen Innereien zu werfen – so stellt sich ein Sitzsack das Leben vor. In Therapien herrscht kein Mangel an Phlegmaten, die auf das heilende Zauberwort ihres Therapeuten warten. In der Nachsorge jammerte eine Patientin, daß sie sich so unterbeschäftigt fühle, aber das Arbeitsamt habe ihr nicht weitergeholfen, sie fühle sich von denen verarscht, dabei ginge es ihr doch nur um Beschäftigung, ihretwegen auch ehrenamtliche, aber man ließe sie einfach hängen. Die Therapeutin fragte:

Die Therapieziele

»Und WAS würden Sie gerne machen?« Antwort: »Das weiß ich noch nicht.« Und was will uns dieses Beispiel sagen? Daß Alkoholiker seelische Bettwürste und Hängematten sind? Küken im Nest, die ihre Schnäbel aufreißen und nur eines wollen: gefüttert werden? Und wenn schon nicht mit Alk, dann wenigstens mit Sinn und Leben? Ja, auch. Manchmal. Aber die Hauptlehre lautet: Damit Ihr seelisch-spirituell-körperlicher Quark ins Lot kommt, müssen Sie schon selbst in die Hufe kommen.

Der Trinkervielfalt steht eine ebenso üppige Reaktionsvielfalt gegenüber. Alles ist möglich. Immerhin wird laut Weltgrundgesetz der Mensch als Krone der Schöpfung definiert. Und nicht als ihr Kronkorken. Machen Sie sich also auf den Weg!

Den abhängigen Lesern wünsche ich dafür Glück, Energie und Mut. Den unabhängigen: dito.

Im Abspann folgen jetzt sachdienliche Hinweise und als Buchhupferl einige Testfragen. Wer mogelt, muß zu Silberschuh!

9. Einige super Alki-Angebote im Überblick

Für Wissensdurstige hier ein grob fahrlässiger Abriß häufiger Psychotherapieformen:

Tiefenpsychologisch geht es hier lang: Psychoanalyse à la Freud, Katathym-Imaginative Psychotherapie, Körperorientierte psychotherapeutische Verfahren (Bioenergetik & Co.), Autogene Psychotherapie, Hypnosetherapie, Transaktionsanalyse, Gruppentherapie, Individualpsychologie. (Ordnen Sie bitte spaßeshalber diese Namen den entsprechenden Ansätzen zu: Jung, Adler, Reich, Kohut.)

Verhaltenstherapeutisch: Konfrontationstherapie, Verhaltenstherapie, Kognitive Therapie, Rational-emotive Therapie.

Weiter geht's: Familientherapie, Hypnotherapie, Integrative Therapie, Klientenzentrierte Psychotherapie bzw. Personzentrierte Psychotherapie nach Carl Rogers, Konzentrative Bewegungstherapie, Logotherapie, Musiktherapie, Neurolinguistische Programmierung, Poesie- und Bibliotherapie, Psychodrama, Tanztherapie, Themenzentrierte Interaktion, Hypnose, Entspannungsverfahren, Systemische Therapie, Familienaufstellung.

Wenn Sie in Rußland vorbeikommen, können Sie mal bei einem Wodka-Heiler reinspringen, der Sie per Hypnose »decodiert«. Oder Sie lassen direkt einen Wodka-Popen für sich und eine Handvoll Rubel beten.

In eigener Sache:
Demnächst wird eventuell die Paradox-integrative Autoremission© nach Borowiak die therapeutische Palette bereichern. PIA© befindet sich noch im Erprobungsstadium, verzeichnet aber schon als Erlkönig erstaunliche Erfolge; auch nichtsüchtige Freunde, denen ich in Heimtherapie mein Konzept einbleute, konnten ihre Probleme mit PIA angehen. Dankschreiben liegen bereits vor, das wissenschaftliche Papier folgt nach. (Wenn der Verleger mitmacht.)

Heutzutage arbeiten die meisten Therapeuten nicht mehr stoisch in eine Richtung; meistens wird gemixt. Der Fachmann nennt das »interdisziplinär«.
In einer ordentlichen Therapie wird auch abgeklärt, ob Sie ein reinrassiger Primär-Alkoholiker sind oder ob sich der Suff sekundär wegen einer anderen seelischen Störung entwickelt hat. Stichwort: **Komorbidität**. Bzw.: Was war früher da – Ei oder Henne? Depression oder Sucht? Angsterkrankung oder Abhängigkeit? Trinke ich, weil ich Angst habe, oder bin ich phobisch, weil ich trinke? Eine Therapie verläuft effektiver, wenn die Fronten zwischen Primär- und Sekundärerkrankung (**Doppeldiagnose**) geklärt sind, wenn Sie und der Therapeut einen klaren Blick auf Ihre Hauptmeise und die daraus entstandene Kollateral-Meise haben. Es wäre z. B. sinnlos, einen Trauma-Trinker auf Alkohol zu behandeln, ohne sich um das Trauma zu scheren.
Es kommt vor, daß sich der Zustand von Patienten mit Alkohol als Kollateral-Meise in der Abstinenz sogar erheblich verschlechtert. Logisch: Die Primärmeise arbeitet ungestört weiter, allein, es fehlt nunmehr an der alten Medizin, die sie früher erträglicher machte (»Als ich noch gesoffen habe, gings mir besser«). Dieser Rundweg wirft therapeutische Probleme auf: Unter Alkoholbeschuß ist eine Behandlung der Primärmeise nicht möglich; ohne deren Behandlung wiederum läßt sich die Kollateralmeise Alk nur schwer packen. Ja, das sind die Fälle, in denen man froh ist, die Therapeutenschule so früh abgebrochen zu haben…

Der beste Ausgangspunkt für Ihre Reise in ein alkoholfreies Leben ist eine **Suchtberatungsstelle**. Wer es lieber staatlich hat, geht einfach zum Gesundheitsamt. Wer es lieber unstaatlich hat, ist in einer Beratungsstelle in freier Trägerschaft gut aufgehoben. Diesen Beratungsstellen ist gerne ein Café angeschlossen, in dem sich auch der genierliche Trinker mit hochgeschlagenem Mantelkragen und tiefgezogenem Hut Infomaterial über Selbsthilfegruppen, alkoholfreie Freizeitangebote und Therapieeinrichtungen unbeobachtet in den Trenchcoat stopfen kann.

Die Stellen bieten neben Beratung und Information auch Diagnostik, ambulante Nachsorge für Frischtherapierte, Rückfallprävention, Nichtraucherkurse, Akupunktur, ambulante Entwöhnung und die Vermittlung in andere Therapien. Wie z. B. folgende:

Die **ambulante Entwöhnung** hat den Vorteil, daß Sie weiterhin im eigenen Bett schlafen, aus dem eigenen Schüsselchen essen und der eigenen Arbeit nachgehen können. Die Therapie erstreckt sich über bis zu 18 Monate, in denen Sie regelmäßig an Einzel- und Gruppengesprächen teilnehmen. Die Kosten trägt der Rentenversicherer.

– À propos Kosten: In letzter Zeit wurde viel Aufhebens um private ambulante Entwöhnungen gemacht. Laut Zeitungsberichten arbeitet man dort nach einem ähnlichen Schema wie die Otto-Normal-Suchtambulanzen, außer daß Antabus eingesetzt wird und die Therapeutenanbindung »intensiver« sein soll. Warum das Konzept von den Medien als »ungewöhnlich« und »einmalig« abgefeiert wurde, ist mir ein Rätsel. Und mit dem Attribut »exklusiv« ist wahrscheinlich die zahlende Klientel gemeint (2 Jahre = 18 000 Euro) À propos II: Bei zu angeschwollener Portokasse können Sie auch Intensivtherapien in Privatkliniken durchziehen. Dort kocht man zwar auch nur mit dem notorischen Therapiewasser (Gruppe/-Einzel/Rückfallprävention/Ergo/Sport/fähige Therapeuten/unfähige Knallköpfe etc. pp.), aber dies in geballter Ladung/Zeitraffer, und das Wasser wird Ihnen auf dem Silbertablett serviert (schöne Um-

gebung, bestes Essen, Einzelzimmer mit TV, und statt gelber Raucherzimmer gibt's Wintergärten).
So läßt es sich auch therapieren. Ohne Wartezeiten und für ca. 500 Euro am Tag. Außerdem lernen Sie endlich mal echte Topmanager kennen und können flatternde Zahnärzte in freier Wildbahn beobachten.
Doch genug gescherzt.

Wer sich selbst nicht über den ambulanten Weg traut, kann sich um einen Platz in einer **Tagesklinik** bewerben. Dort kann man mehrwöchige Motivationstherapien, Vorbereitungstherapien oder Entwöhnungstherapien antreten. Von Montag bis Freitag verbringen Sie den Tag von morgens bis zum Spätnachmittag in der Gesellschaft von Mitpatienten und Therapeuten mit Gruppen- und Einzelgesprächen, Sport, Entspannungstraining, Gestalttherapie etc. Diesen »teilstationären« Aufenthalt finanziert der Rentenversicherer.

Eine **stationäre Entwöhnung (Langzeittherapie)** findet in Fachkliniken statt. Der Weg dahin kann sich (s. Entgiftungskapitel) ziehen. In der Suchtberatung wird ein »Sozialbericht« erstellt, der Ihren alkoholischen Werdegang enthält. Sie sollten sich einige Kliniken ansehen. Die Kostenbewilligung muß beantragt werden, bis zum Aufnahmetermin landen Sie auf einer Warteliste. Bei manchen dauert das Procedere schlappe 3 Wochen, bei mir hat es fast 5 Monate verschlungen. (Danke, Silberschuh!)

Mini-Extempore:

Mitpatient Christian erboste sich beim Testlesen darüber, daß ich die schwarzen Schafe unter den Suchtberatern nicht ausgiebig genug erwähnte. Also gut. Der Ordnung halber: Unter den Suchtberatern wie auch unter Betreuern etc. gibt es Menschen, die sich der Hilflosig- und Abhängigkeit ihrer Klientel bedienen, um Vorteil (finanziell, emotional, sexuell) daraus zu ziehen. Christian berichtet von »Kopfgeldprämien«, die gewisse Berater für die Vermittlung an gewisse Kliniken kassieren, ebenso wie von sexuellen Nötigungen und Erpressungen; eine Mitpatientin mit Einblick ins härtere Drogenmilieu erzählte mir von »Verträgen« zwischen Betreuern und Leuten aus dem Gesundheitsamtsmilieu, die sich wiederum aus dem Rotlichtmilieu Profite zuschusterten, die ihre »Kundinnen« anschaffen mußten; gebührenfreier Verkehr gegen Aufnahme ins Methadonprogramm inklusive. Wendeten sich diese Patientinnen an ihren Arzt und schlug dieser daraufhin Alarm, wurde seine Praxis wegen fadenscheiniger Gründe wiederum vom Gesundheitsamt auseinandergenommen. Zufrieden, Christian? Mehr davon wäre ein anderes Buch bzw. eher Stoff für SPIEGEL, MONITOR oder TATORT. Außerdem will ich nicht in unappetitliche Mafiakriege verwickelt werden und wasche hiermit meine Hände in Dummheit. –

Um die Zeit zwischen Entgiftung und Antritt der Langzeit zu überbrücken, gibt es Vorsorgeeinrichtungen (ambulant, stationär).

Früher liefen Langzeittherapien über 6 Monate, aus Gründen der Kostendämpfung wurden sie auf 3 bis 4 Monate gekürzt. Verlängerungen sind möglich, kürzere Auffrischungs/Wiederholungstherapien ebenfalls.
In der Langzeit wird aus allen therapeutischen Rohren geschossen:
Tägliche Gruppen-, wöchentliche Einzelsitzungen, medizinische Vorträge, Paartherapien, Angehörigenseminare, Beratung bei Ämterfragen und Jobsuche, Kurse aller Art: Training in sozialer Kompetenz, Bewerbungstraining, Angstgruppe, Depressionsgruppe, Nichtraucherkurs, Sport, Computer, Nähen, Lesen, Musik. Hier können Sie fern der Heimat in aller Ruhe und unter therapeutischer Mithilfe Ihre Innereien durchleuchten, Ihre Philosophie überprüfen, Ihren Meisen auf den Grund kommen, und das Allerbeste: Sie können neu erlernte Verhaltensänderungen sofort und

in geschütztem Rahmen an Ihren armen Mitpatienten ausprobieren!

Sie können alte Interessen wiederbeleben und neue Fertigkeiten entwickeln. (Ich z. B. habe das Drechseln erlernt und ein Schachspiel kreiert, bei dessen Anblick Kasparow in Tränen ausbrechen würde. Danke, Ergo-Chef Marcel!) Denn auch der Spaß kommt nicht zu kurz, das soziale Leben ist bunt. Freundschaften, Feindschaften, Amouren. Es gibt lustige Dienste (Cafeteria) und Scheißjobs (Küchendienst).

Ein ewiger Streitpunkt bleiben Hausordnung und »Struktur«. Natürlich kann man einen Kasten voller Schweramateure und Profis nicht unorganisiert vor sich hindümpeln lassen. Aber es gibt Therapeuten, die sich wie Terrier in den Begriff Struktur verbissen haben, als wäre Struktur alleine bereits die Lösung. (Der Spruch, ein Alkoholiker gehöre »richtig durchstrukturiert«, erinnert mich zu sehr an die Blökerei gewisser Drecksäue, daß Menschen mit abweichender Sexualität nur mal »richtig durchgefickt« gehörten.) Andererseits hat Alkoholismus so viel mit Zeit/Struktur zu tun (s. Suchtzutaten), daß es schon zu einer Konfliktwanderung kommen kann: Hie der Klinikapparat, der zwischen reibungsloser Verwaltung, Budget und Pädagogik oszilliert, und da das Rädchen Patient zwischen aufgezwungener Fremd- und erwünschter Selbststruktur. Der größte Denkfehler lautet: Wenn sich der Patient in der Langzeit wieder an eine Struktur gewöhnt hat, kann er diese später umsetzen. Das Problem: Im echten Leben steht den wenigsten Patienten die Infrastruktur einer Langzeit zur Verfügung (Turnhallen, Werkstätten, regelmäßig Essen, Park, Mitpatienten und Mitarbeiter zum Beraten und/oder Schnattern). Das von Patienten und Therapeuten so oft bejammerte Phänomen »Käseglocke« wird sich nur durch eine Neuorganisation angehen lassen. Oder mal so formuliert: Die Klinikkonzepte gehören mal wieder neu durchstrukturiert.

Resümee:

Ich kann – im Gegensatz zu Freund Christian – das Prinzip ›Langzeit‹ empfehlen. Wenn Sie dort engagiert mitmischen können und auf (für Ihre individuelle Meise) gute Therapeuten treffen, werden Sie lange von den Erfahrungen zehren. Die »Struktur« müssen Sie halt mitnehmen. Immerhin scheinen die Tage der vorsintflutlichen Verbrecheranstalten, in denen die Alkis vormittags Waschmaschinen montieren mußten, gezählt. (Was sollte *das* überhaupt? Galt das der Struktur oder der Finanz? Oder wollte man wenigstens für einen halben Tag seine Ruhe vor den Patienten haben?)

Falls Sie sich für die Zeit danach noch nicht gewappnet fühlen, kann Ihnen die Klinik ein Nachsorgeprogramm vermitteln, von Adaptionseinrichtungen bis zum »betreuten Wohnen«.

Ohne jeden Aufwand können Sie durch **Selbsthilfegruppen** etwas für sich tun. Selbsthilfegruppen sind hervorragend & spitzenmäßig. Ich liebe meine Selbsthilfegruppe! Sie müssen nur die richtige finden. Es gibt sie in allen Farben und Formen: Anonyme Alkoholiker (AA), Guttempler, Blaukreuzler, Kreuzbund, Freundeskreise, Gruppen für schwule Alkoholiker, Gruppen für Kinder alkoholischer Eltern, Gruppen für alkoholabhängige Mütter – Gruppen für alle Geschmäcker und Meisen. Informieren Sie sich über die Angebote in Ihrer Nähe bei Suchtberatungsstellen, Ambulanzen, im Internet. Schwellenangst ist nicht nötig: Sie treffen auf lauter Kollegen vom Fach. Das macht die SHG so angenehm. Große Erklärungen erübrigen sich; Sie können frei von der Fettleber weg sprechen oder auch nur zuhören, aus den Erfahrungen anderer lernen, Ihren Horizont durch fremde Lebensläufe erweitern und obendrein die beruhigende Feststellung machen, daß Sie mit Ihren Problemen kein monströses Unikat sind.

Sie treffen dort auf lebende Beweise dafür, daß Abstinenz möglich ist. Eventuell treffen Sie auch auf lebende Beweise dafür, wie Abstinenz NICHT sein sollte. Womit wir beim Thema **Ehrenamtliche** wären. An den trockenen Profis können wir sehen, daß es nicht nur tausend Formen des Alkoholismus, sondern auch der Trockenheit gibt. Vom unangenehmen Typus des Kampfabstinenzlers sprachen wir bereits, auch vom neurotischen Sadisten, der sich wie giftiger Efeu an den Problemen/Rückfällen anderer hochrankt. Es gibt die Selbstgefälligen, die nach kurzer Abstinenz vergessen haben, wo sie mal standen (bzw. lagen) und jetzt mit salbungsvollen Tips und/oder harten Verurteilungen nicht sparen. Trockene Menschen sind nicht automatisch bessere Menschen. Suchen Sie sich eine Gruppe, in der sich auch die fröhlichen, ausgeglichenen Abstinenz-Exemplare tummeln. Davon gibt es mehr, als man sich gemeinhin vorstellt.

Anhang

Wie konnte es überhaupt so weit kommen? Oder wie weit kann es im schlimmsten Fall kommen? Für alle, die es gerne offiziell haben, erfolgt hier

Das Jellinek-Schema
oder
Vom Tellerwäscher zum Wrack

Ein gutes Pils braucht vier Minuten, eine satte Abhängigkeit fünf bis zehn Jahre – wenn man bei Trink-Start bereits ausgewachsen und volljährig ist. Kinder lernen schneller: Ein durchschnittlicher Dreizehnjähriger benötigt ca. ein halbes Jahr, um abhängig zu werden.
Jellineks Typologie von Alpha bis Epsilon kann man zwar in der Pfeife rauchen, aber sein Schema der Abhängigkeits-Entwicklung ist nach wie vor *das* Papier. Es beschreibt die Entwicklung in 4 Phasen mit insgesamt 45 Schritten. Das Jellinek-Schema bekommen Sie bei jeder gut sortierten Beratungsstelle. Für die Faulpelze unter den Lesern habe ich das Brikett aufbereitet. Wir finden einige Parallelen zu den Typen aus dem Boro-Schema und treffen auf alte Bekannte, aber nicht vergessen: Es handelt sich jetzt um einen VERLAUF. Um einen MÖGLICHEN Verlauf, denn nicht jeder Trinker muß penibel Schritt für Schritt mitgegangen sein wie bei einem geführten Wandertag. Abweichungen, Abkürzungen und Umwege sind möglich!
Bitte, Herr Jellinek:

A. Voralkoholische Phase
Unverdächtiges, gelegentliches Erleichterungstrinken.
Da das Erleichterungstrinken den Menschen erleichtert, kommt es vom gelegentlichen zum regelmäßigen Erleichterungstrinken. Folge: Erhöhung der Toleranz für Alkohol, Verminderung der Toleranz für seelische Belastungen.

B. Anfangsphase
Der Trinker merkt, daß er anders als die anderen trinkt. Erste Filmrisse. Und er merkt, daß seine Gedanken sehr oft ums Trinken kreisen. Folge: Er entwickelt Schuldgefühle und er trinkt heimlich. Und vermeidet bei Unterhaltungen Anspielungen auf Alkohol.

C. Kritische Phase
Unser alter Bekannter »Kontrollverlust« tritt auf. Soziale Belastungen nehmen zu: Der Trinker wird getadelt und gewarnt. Der Trinker sucht nach Erklärungen, warum er immer wieder und wie unter Zwang trinkt. Selbstbetrug setzt ein. Er schwankt zwischen Zerknirschung und Offensive; entweder er schämt sich des Trinkens, oder er findet »gute Gründe« dafür, die er dann gegenüber seiner Umwelt aggressiv verteidigt: Wer da tadelt und warnt, hat eh keine Ahnung, redet wie der Blinde von der Farbe und außerdem sind die anderen schuld. Warnende und tadelnde Freunde werden fallengelassen, der Arbeitsplatz gewechselt und mitmenschliche Beziehungen gegen Isolation eingetauscht. Findet der Trinker Schuld bei sich selbst, ist ihm das Anlaß zu erneutem Trinken. Damit er sich nicht zu schmerzhaft als Verlierer empfindet, wird er großspurig und markiert nach außen gerne den Dikken. Er beginnt, Visionen zu entwickeln und sich in Phantasien von einem besseren Leben zu flüchten. Weil er trotz seiner grandiosen Pläne an seiner Isolation leidet, kommt es zu exzessivem Selbstmitleid.
Ganz wichtig: Es kommt zu Perioden völliger Abstinenz! Weil diese Versuche scheitern, soll wenigstens ein Trinksystem mit selbst aufgestellten Regeln helfen.

In die kritische Phase fallen auch die Vernachlässigung der Ernährung und die Sicherung der Alk-Vorräte. Der Sexualtrieb geht gegen null; wegen Impotenz wird dem Partner wahnhaft Fremdgehen unterstellt (Alkoholische Eifersucht).
Erste organische Schädigungen führen ins Krankenhaus.

D. Chronische Phase
Verlust der Alkohol-Toleranz.
Einsetzen des verlängerten Rausches: Die Räusche werden häufiger, die Abstände dazwischen kürzer. Trinken wird zur Besessenheit, damit verbunden Gleichgültigkeit gegenüber der Umwelt. Da die eigenen Erklärungsmodelle für's eigene Saufen nicht mehr greifen, kommt es bei manchen Trinkern zu unbestimmten religiösen Wünschen, die sich zu einem religiösen Wahn steigern können.
Das Denkvermögen baut ab, sachliche Überlegungen sind kaum noch möglich. Organisch ist der Trinker am Boden, mental kommt es zum Zusammenbruch, oft auch zu Selbstmordversuchen.
Schritt 44: Zusammenbruch, der ärztlich behandelt werden muß.
Schritt 45: Endstufe Korsakow – die Schäden im Oberstübchen sind irreparabel.

Jellinek-Fragebogen: Sind Sie Alkoholiker?

Nach einem Bericht der Weltgesundheitsorganisation (WHO) von Prof. E. M. Jellinek

- Leiden Sie an Gedächtnislücken nach starkem Trinken? ja nein
- Trinken Sie heimlich? ja nein
- Denken Sie häufig an Alkohol? ja nein
- Trinken Sie die ersten Gläser hastig? ja nein
- Haben Sie wegen Ihres Trinkens Schuldgefühle? ja nein
- Vermeiden Sie in Anspielungen den Alkohol? ja nein
- Haben Sie nach den ersten Gläsern ein unwiderstehliches Verlangen weiterzutrinken? ja nein

- Gebrauchen Sie Ausreden, warum Sie trinken? ja nein
- Zeigen Sie ein besonders aggressives Benehmen gegen die Umwelt? ja nein
- Neigen Sie zu innerer Zerknirschung und dauerndem Schuldgefühl wegen des Trinkens? ja nein
- Versuchen Sie periodenweise völlig abstinent zu leben? ja nein
- Haben Sie ein Trinksystem versucht (z. B. nicht vor bestimmten Zeiten zu trinken)? ja nein
- Haben Sie häufiger den Arbeitsplatz gewechselt? ja nein
- Richten Sie Ihre Arbeit und Ihren Lebensstil auf den Alkohol ein? ja nein
- Haben Sie einen Interesse-Verlust an anderen Dingen als Alkohol bemerkt? ja nein
- Zeigen Sie auffallendes Selbstmitleid? ja nein
- Haben sich Änderungen im Familienleben ergeben? ja nein
- Neigen Sie dazu, sich einen Vorrat an Alkohol zu sichern? ja nein
- Vernachlässigen Sie Ihre Ernährung? ja nein
- Wurden Sie wegen des Alkoholmißbrauches in ein Krankenhaus aufgenommen? ja nein
- Trinken Sie regelmäßig am Morgen? ja nein
- Beobachten Sie einen moralischen Abbau an sich selbst? ja nein
- Wurde Ihr Denkvermögen beeinträchtigt? ja nein
- Trinken Sie mit Personen, die weit unter Ihrem Niveau stehen? ja nein
- Trinken Sie gelegentlich technische Alkoholprodukte (Haarwasser oder Brennspiritus)? ja nein
- Wurde die Verträglichkeit für Alkohol geringer? ja nein
- Beobachten Sie morgendliches Zittern? ja nein
- Wurde das Trinken zum Zwang? ja nein
- Hatten Sie bereits ein Alkoholdelir? ja nein

Wenn Sie bei ehrlicher Selbstprüfung mehr als fünf Fragen mit »JA« beantworten müssen, sollten Sie sich in ärztliche Behandlung begeben.

Und hier ein Fragebogen für Angehörige: Sind Sie Co-Alkoholiker/in?
Wenn das Verhalten des Angehörigen dazu führt, dass das süchtige Verhalten des Betroffenen fortbestehen kann und eine Behandlung verhindert wird, dann liegt Co-Alkoholismus vor. Dieser Fragebogen richtet sich speziell an die Angehörigen von Alkoholkranken. Der Einfachheit halber sprechen wir von »dem Alkoholkranken«.
Je mehr Antworten Sie mit »ja« beantwortet haben, um so wahrscheinlicher ist es, daß Sie Co-Alkoholiker/in sind.

- Haben Sie öfters mit ihm zu Hause gemeinsam getrunken, damit er nicht in der Öffentlichkeit – (z. B. Gasthaus) trinkt?   ja   nein
- Fühlen Sie sich stark, wenn der Abhängige sich schwach fühlt?   ja   nein
- Werden Sie von anderen gelobt, weil Sie so tapfer sind?   ja   nein
- Erfinden Sie Notlügen für den Alkoholkranken oder versuchen Sie seine Unregelmäßigkeiten vor anderen (z. B. Arbeitgeber) zu decken?   ja   nein
- Hängen Ihre Gefühle stark vom Zustand des Abhängigen ab?   ja   nein
- Übernehmen Sie Aufgaben des Abhängigen, weil er sie selbst nicht mehr bewältigen kann?   ja   nein
- Vermeiden Sie es, mit anderen Menschen über das Problem des Suchtkranken zu sprechen?   ja   nein
- Haben Sie schon mal mit Maßnahmen (Trennung etc.) gedroht, weil er so viel trinkt?   ja   nein
- Haben Sie häufiger das Gefühl, dass Sie gegen den Abhängigen machtlos sind?   ja   nein

- Haben Sie häufiger Drohungen gegenüber dem Abhängigen ausgesprochen, die Sie dann doch nicht verwirklicht haben? ja nein
- Haben Sie das Gefühl, daß der Alkohol eine immer größere Rolle in Ihrer Beziehung spielt? ja nein
- Übernehmen Sie zunehmend Aufgaben, die der Alkoholkranke noch bewältigen könnte? ja nein
- Haben Sie bereits finanzielle Schwierigkeiten durch die Trinkerei des Abhängigen? ja nein
- Wechseln Ihre Gefühle für den trinkenden Partner häufig zwischen Haß und Liebe? ja nein
- Haben Sie das Gefühl, daß Ihr Partner noch tiefer abrutscht, wenn Sie ihn verlassen? ja nein

Quellenangaben

Den Grundstock für meine Informationen legten Vorträge, Lesungen, Gespräche mit Ärzten, Therapeuten, Pflegerei und Mitpatienten. Für die Feinrecherche stöberte ich v. a. in folgenden Quellen:

- Veröffentlichungen der Deutschen Hauptstelle für Suchtfragen e.V. (daraus stammen die seriösen Zitate sowie Zahlen/Statistiken)
- Veröffentlichungen der Bundeszentrale für gesundheitliche Aufklärung
- Querbeet die medizinischen Bücher des Thieme-Verlages (von Anatomie bis Zytologie), Wörterbücher & Lexika der Psychotherapie/Psychiatrie, Ärzteblätter.
- Diverse Veröffentlichungen, die man Ihnen beim Anklicken folgender Namen auflisten wird: K. Wiedemann, W. Feuerlein, D. R. Schwoon, R. Schneider, H. Küfner, M. Soyka, O.M. Lesch, E. Kraeplin, E.M. Jellinek, W. D. Rost, K. Dörner, W. Jerofejew, F. Nietzsche, F. Kortner, S. Freud

Gruß und/oder Dank an

G & G Borowiak, Frieder Harasimowitsch, Amelie Guszewski, Church Jungbauer, Reimar Jelkmann, Wolfgang Wege, Jock, Inge, Petra J., Annette Kühnlein, Mütze Ludwig sel., Frau Gül, Herrn Maddin, Herrn Vracic, Schwester Matthias, Herbert van der Schüür, Daniel Seebass, die Station PS5 des Universitätsklinikums Hamburg-Eppendorf, die Suchtambulanz des UKE, Doc Schuster, Doc Schäfer, Doc Wegner, Doc Schwoon und einige, deren Namen ich z. Zt. leider nicht erinnere (Korsakow). Ein spezieller Spezialdank an Herrn Dr. Preuß.